［绿色生活］系列丛书

一天一个动作

7天轻松瘦腿

［韩］李基成 /著　史倩 /译

机械工业出版社

CHINA MACHINE PRESS

图书在版编目（CIP）数据

一天一个动作　7天轻松瘦腿 /（韩）李基成著；史倩译. — 北京：机械工业出版社，2016.8
（绿色生活）
ISBN 978-7-111-54363-3

Ⅰ.①一… Ⅱ.①李… ②史… Ⅲ.①女性–腿部–减肥 Ⅳ.①R161

中国版本图书馆CIP数据核字（2016）第168016号

机械工业出版社（北京市百万庄大街22号　邮政编码100037）
责任编辑：陈逍雨　　　　封面设计：吕凤英
责任校对：赵　蕊　　　　责任印制：李洋
北京新华印刷有限公司印刷

2016年10月第1版·第1次印刷
170mm × 230mm · 7.5印张 · 124千字
标准书号：ISBN 978-7-111-54363-3
定价：35.00元

凡购本书，如有缺页、倒页、脱页，由本社发行部调换
电话服务　　　　　　　　　　　网络服务
服务咨询热线：（010）88361066　　机工官网：www.cmpbook.com
读者购书热线：（010）68326294　　机工官博：weibo.com/cmp1952
　　　　　　　（010）88379203　　教育服务网：www.cmpedu.com
封面无防伪标均为盗版　　　　　金书网：www.golden-book.com

珍视读者的
每一秒钟！

无论世事如何匆忙，
写书都是一件急不得的事情。
我不愿意草草写出一本快餐书，
而是要奉上如同长久沉淀后的醇酒
或好酱般的精品书。

为了勤奋锻炼的读者们，
我将以赤诚之心写就每一部作品。
为了让您在阅读完本书后遇见一个全新的自己，
我为您铺就了更好的路。

请感受我珍惜您的
每一秒钟的诚意。

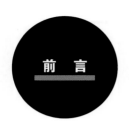

前　言

　　我一直帮助体重在40~100公斤的女性进行减肥，从未有过一日中断。我一天的所有工作就是指导她们如何进行运动减肥，制订适合她们的减肥饮食方法。很欣慰的是，减重效果总是明显的，少则2~3公斤，多则20~30公斤，我就是这样度过1年365天的。

　　大腿围99cm的高度肥胖女性，总在渴望着能够减到66cm；大腿围55cm的女性，总在渴望着减到44cm。大家的目标虽然不同，但结果却只有一个，那就是想要打造纤细美丽的身材，享受健康的人生。而在这些女性的苦恼当中，占比最大的就是臃肿难缠的腹部赘肉和大腿肥肉。

　　不管是轻微肥胖者，还是高度肥胖者，所有人都希望拥有饱满有弹力的纤细大腿。没有人在看到衣服下掩藏的凹凸不平的小腹，或者是丧失弹性的大腿时，会感到不烦恼。每个人心中都有个梦想：摆脱被"诅咒"的下半身，拥有光滑润泽的美腿。

　　我们周围总是充盈着各种信息和产品。减肥饮料、健康补品、饮食疗法、单饮食减肥（One Food Diet）、各种运动法……前来找我的大部分女性都曾为了快速塑形，尝试过至少一两种所谓运动妙方，也都在不断重复着悲惨的失败。每个人都问我："这么多方法中哪一种效果好？"我很坚定地告诉大家：

　　"适度运动，适度吃！那么一辈子都可以苗条地活下去！"

　　我在过往经验和学习中总结出的最好的减肥方法，只有一个。身体可承受范围内的持续运动，搭配身体可承受的饮食疗法，这种方法是最有效果的。

　　我在这本书中将介绍能每日坚持做的各种运动方法和身体能够承受的饮食疗法。一切动作，最重要之处是"到位"，即用正确的方法去刺激想瘦的部位。记住，千万别勉强自己，告别强迫式的、愚蠢无知的减肥吧。因为，所谓减肥，越朴实，

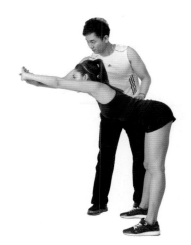

越有效果。任何时候都不晚，从现在开始，聪明地去减肥吧。

如果你在一天之内进行了超出身体负荷的大量运动，或者是突然间大幅度减少饮食摄入量，那么身体即刻就会做出反应，会快速疲劳，变得无力，开启防御机制，引起暴饮暴食和休眠。所以你会刚减掉2公斤，很快就再增重3公斤，就如同我们都知道的悠悠球。

只要运动了，就一定需要休息；若不休息，就会衍生出负伤，出现训练过度的各种症状。这种时候，身体就会发出信号，或者变得浑身无力，或者持续感到疲劳。

运动的前后若不吃碳水化合物，维持运动或者工作的燃料就会不足，你会很快厌倦和疲惫。这样的日子若持续下去，结果一定是身体彻底抛弃你。

从今天开始，我希望你能用书中提到的方法，通过调动大腿的肌肉运动，高效、彻底地进行减肥。因为一天只重复做一个动作，能够持续地给你想瘦的部位带去刺激。同时，还能培养出平时也能维持肌肉紧张感的能力。

像书中提到的那样，正确地刺激肌肉，锻炼体力，慢慢减少饮食量。这样不管是谁都不会疲惫，能在充满活力的同时拥有细长有弹性的大腿。想象一下吧，我也能拥有和明星们一样美丽的大腿，那是多么幸福的事情啊！你只需要学会这些不会疲劳、每日都能实践的简单动作就可以了。快跟着本书认真学动作吧！再想象一下，在你合上书本最后一页的那一瞬间，看着自己的大腿，脸上露出欣慰而满足的微笑的场景！你只需要跟着这本书提到的内容做些简单动作，这一切就都会变成现实！

作者 李基成

目 录

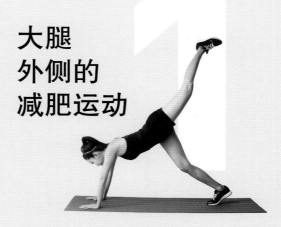

大腿
外侧的
减肥运动

初级

高级

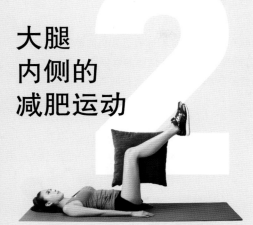

2 大腿内侧的减肥运动

3 大腿·臀部线条运动

本书的使用方法

本书中将大腿大致分为三个部分进行细致的运动方法讲解。你根据自己苦恼的部位和自身的运动能力，选择初级或高级，从DAY1（第1天）开始做起即可。在运动的世界里，并没有很严苛的法则。请下定决心，坚持一天做一个动作，动作要标准到位。如果大腿所有部位都是你的烦恼，那就按照不同部位，每个动作做三次即可。

—————————————————— 本书的构造 ——————————————————

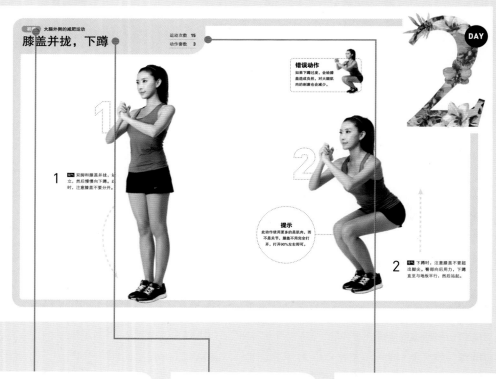

1 **运动阶段和部位**
　　对刺激到的运动部位和阶段进行说明。根据自身的体力和运动水平，从初级和高级中选择适合自己的运动计划。

2 **运动名称**
　　对当天将要学习的动作进行说明。

3 **运动次数和动作套数**
　　实现各个部位运动效果的每日最低运动量。完成最低运动量，如果体力还有盈余，可以重复相同动作，提升运动效果。

4 动作说明
　　如同一对一课程般，亲切地向训练者讲解呼吸方法、姿势等动作。

5 POINT
　　详细说明在做动作时必须知道的关键点。

6 NG
　　讲解在做动作时最容易出错的问题。仔细阅读，注意避免在运动时出现失误。

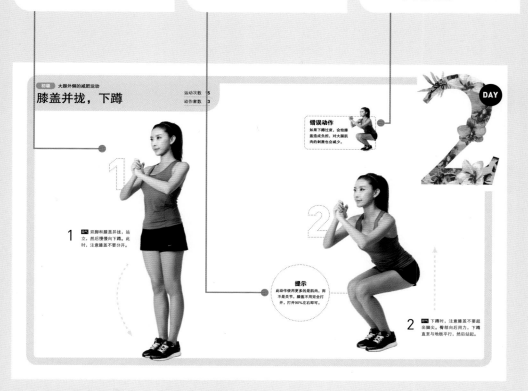

初级　大腿外侧的减肥运动

膝盖并拢，下蹲

运动次数　5
动作套数　3

DAY 2

错误动作
如果下蹲过度，会给膝盖造成负担，对大腿肌肉的刺激也会减少。

1 吸气 双脚和膝盖并拢，站立，然后慢慢向下蹲。此时，注意膝盖不要分开。

提示
此动作使用更多的是肌肉，而不是关节，膝盖不用完全打开，打开90%左右即可。

2 吐气 下蹲时，注意膝盖不要超出脚尖。臀部向后用力，下蹲直至与地板平行，然后站起。

─────── 运动时务必记住这些！ ───────

不要漏掉热身运动。
　　能够起到预防负伤、提升运动效果的作用。

运动时一定要全神贯注！
　　最重要的是用心去感受每个运动部位的肌肉所受到的刺激。

运动时的呼吸很重要。
　　不要忽略书中的标识，跟着提示做吧。

大腿肥胖的 3种类型

1 | 水肿型肥胖

水肿型：整条腿部基本上没有弹力，用手触摸后，会感觉大腿内侧软绵绵的，十分松弛。水肿型大多是由偏好躺卧的生活方式而导致的。最典型的暴饮暴食、不做运动的全身肥胖型，就属于此类。

■ 推荐食谱

五大营养素不可遗漏，均匀摄取最理想。如果挑食、偏食，或者是饮食以碳水化合物为主，你将很难减掉赘肉，而且会成为减重后很快反弹的体质。

例：碳水化合物，蛋白质，脂肪，维生素，矿物质（五大营养素）食谱

糙米饭，豆腐，蔬菜，坚果炒鳀鱼，彩椒

■ 注意食谱

水肿型的人很多喜欢吃面条、面包一类的面粉类食物。如果不能养成均匀摄取营养的习惯的话，就很难得到想要的瘦身效果。记住，要远离面粉类食物。

■ 推荐运动

推荐肌肉运动和有氧运动。必须努力去全面改变生活习惯，尽可能多地运动。

例：用爬楼梯代替电梯；到大型超市去购物；利用体重做下半身运动。

2 | 肌肉型肥胖

肌肉型：伸直膝盖，两腿用力站直时，几乎捏不起来肉。肌肉型多出现在经常用到下半身的职业人士身上。平时，很多人因为感觉身体很结实，就误以为是肌肉。但事实不是如此。这种情况是在肌肉增加的状态下，又附着上了脂肪才导致的。肌肉型肥胖者在每次对下半身施加压力时，都要随时按揉或者拉伸，随时放松肌肉。

■ 推荐食谱

推荐以素食为主的饮食习惯。比起动物性蛋白质，更应该积极摄取植物性蛋白质；比起面粉和白米，更应该多吃膳食纤维含量

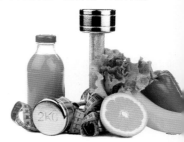

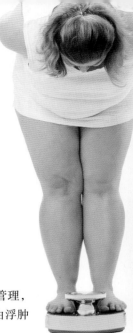

高的碳水化合物——糙米、五谷杂粮饭、地瓜等。

■ 注意食谱

吃饭时避免暴饮暴食。尽可能少食多餐，每4~5小时，少量摄食一次。尽量避免进行破坏新陈代谢的1日1餐减肥或绝食减肥。

■ 推荐运动

肌肉很容易变得发达，经常会减掉了体重，却看不到围度上的减少。比起做反重力的激烈运动，不如选择瑜伽、拉伸之类能够延长肌肉长度的动作来运动。随时按摩大腿和小腿，减少肌肉结块的现象。

例：游泳；长时间慢走；拉伸；普拉提。

3 | 脂肪型肥胖

脂肪型：是水肿和肌肉同时存在的复杂类型。这是脂肪变多，然后脂肪层的周边慢慢变硬，妨碍淋巴循环，导致下半身时常浮肿的状态。这种类型，到了晚上双腿总是肿的，很容易感觉到疲劳。只要感受到双腿浮肿，就必须要用按摩来进行管理，要限制盐分的摄取量。这是由浮肿演变成下体肥胖的类型。

■ 推荐食谱

推荐富含能促进钠排泄的钾成分的食物。

番茄，香蕉，土豆，海带，莲藕，鳄梨，菠菜，黄瓜，坚果类。

■ 注意食谱

水分滞留和新陈代谢低下，会导致肥肉很难减掉，所以最好避免吃咸的食物。减少钠的摄取，是脂肪型肥胖者减肥的最重要的要点。请勿忘记。

■ 推荐运动

最好是通过足浴或半身浴，促进血液循环；通过按摩，防止肌肉结块或者浮肿。比起集中锻炼某一个部位的运动，选择能刺激多个部位肌肉的全身循环型运动比较好。

深感大腿减肥难的原因

1 | 女性荷尔蒙（雌性激素）的影响

下体肥胖是女性身上常见的肥胖类型。这和女性荷尔蒙有关系。你可以这样理解：身体会在小腹、臀部、大腿周围提前堆积好脂肪，一来为了使在妊娠时能维持胎儿生存的适当温度，而起到隔热材料的作用，二来为了能保护胎儿不受外部的冲击，而起到缓冲材料的作用。基本上，相对于男性，女性的大腿部位更容易堆积肥肉，而且不容易减掉，原因就在于此。因为女性荷尔蒙的影响而导致长胖的时期，就是荷尔蒙分泌最旺盛的青春期。所以对于女性来讲，应该多注意一下，尽量不要在青春期长胖，这很重要。

2 | 因为体型变形导致的脂肪堆积

因为骨盆和大腿能够支撑上半身，所以人们能够站着活动。

如果你保持正确的姿势和体型，那么腿的前后左右的受重就会很均匀，这时骨盆和腿就会均匀地生长。但是，脊椎在不能达到正常的S曲线时，身体为了支撑起头部，就

会通过让骨盆或者大腿扭曲，来进行补救。这时，骨盆和大腿肌肉的一侧，就会过度紧张，另外一侧就会出现肌肉的弛缓性萎缩。然后出现结实厚重的皮肤，并在松弛的肌肉周围产生堆积的脂肪，大腿部位就会堆积肥肉。如果不能用正确的姿势生活，肥肉就不会轻易减掉。

3 | 因为运动不足导致的血液循环障碍

下半身的血液循环向下流动时比较容易，但是向上返回时，要通过淋巴结或者静脉向上升，因为这是与重力相反的，所以必须投入很多力量。肌力较弱的情况下，静脉的循环就会变困难，血液或者淋巴液中会混入脂肪一起回流，在循环不畅而停滞的时候，那里就会有脂肪沉着。下体容易浮肿的人，很容易导致下体肥胖；浮肿后变成肥肉的情况，也多是这个原因。平时，如果不通过适当的肌力运动或者有氧运动进行管理，就会因为血液循环障碍而导致大腿肥肉难以甩掉。

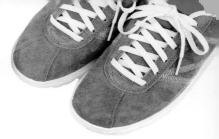

大腿减肥
运动的
关键点

1 | 找到发达的大腿肌肉在哪里！

每个人的腿形都有所不同。这是因为平时走路的习惯等后天因素使然，也和先天性的天生体型不同有关。

有些人的大腿肌肉中唯独外侧部位发达，有些人是臀部肌肉不发达。所以，当你在运动时，比起盲目去跟学，不如先仔细观察自己的大腿模样，弄清楚哪个部位的肌肉最脆弱。同时，针对脆弱部位集中进行肌肉运动。

2 | 哪怕只做一次，也要正确到位！

下蹲和弓步这种大腿运动，相信每个人都做过一两次。但是大部分人用到的不是肌肉，而是在利用关节来做动作。因为，大家在做动作的期间，不知道要维持对大腿肌肉的刺激，而只是在找让身体舒服的方法。

不管做哪种运动动作，从现在开始，必须寻找感觉，到位地给予刺激。慢慢跟着做动作，同时找找肌肉被拉伸的感觉，那么不用很久，肌肉就会移动，肌肉刺激就会更集中。只有这样，才能给肌肉充分的刺激，达到较好的效果，防止关节和肌肉负伤。从现在起，我们的目标，不是提高运动的次数，而是，哪怕只做一次，也要正确、到位地给予刺激。

3 | 完成大腿运动后，必须拉伸！

我们做大腿运动的理由，是想打造纤细、有弹力的大腿。你认真流汗运动，但结束时若不进行拉伸，就很难打造出看起来很美好的线条。肌肉，是朝着反复收缩的方向去发育的。肌肉运动和拉伸，是一套完整的组合。充分的拉伸，能降低肌肉的疲劳度，增加运动效果。另外，更重要的是，拉伸是在打造美丽线条时必需、不可缺少的动作。

1
生活习惯

跷二郎腿、蜷腿而坐、长时间坐着，这些生活习惯都会妨碍下半身的血液循环。血液循环不畅的部位，很容易堆积脂肪。最后，这些习惯就会造成大腿部位积累大量肥肉。

2
坐在冰凉地板上

坐在冰凉的地板上，会导致身体相应部位的血管收缩，进而影响血液循环，成为肥胖的原因。比起直接坐在冰凉地板上，在地上铺一层坐垫，或者干脆站着，这样对减肥更有益。

让大腿变胖的坏生活习惯

3
体质方面的问题

我们的身材受到体质的很大影响。受不同体质的影响，有些人容易中暑，有些人容易受寒。容易受寒的体质，为了将身体的体温维持在一定范围内，体内就会堆积大量脂肪，试图以此变为温暖的体质。如果你是容易受寒的体质，就有必要关注一下体质的变化。

4
爱吃咸、辣的饮食习惯

存在浮肿现象，或者下半身血液循环不畅的女性，如果摄入辣、咸的食物，会使下半身浮肿变得严重。大多数人是因为盐分摄入过量，而导致水分在下体堆积，形成浮肿。

1

将腿抬到高于心脏的位置

养成睡前竖腿的习惯，促进腿部血液朝心脏部位回流，促进身体的血液循环。

让大腿变细的好生活习惯

2

沐浴后按摩身体

沐浴之后，在涂抹润肤乳时，加入适当的身体按摩。从膝盖向大腿方向，以画圆的动作向上提拉，只要每天坚持按摩五六次，就能够预防浮肿。

3

以茶取代咖啡

花茶、绿茶、梅子茶等不仅能够帮助消化，对分解脂肪也有帮助。与其喝刺激肠胃的咖啡，不如享受一下每日一杯茶的休闲时光。

4

借助半身浴排毒

腿部浮肿比较严重的日子里，将身体浸泡在温暖的水中吧。如果定期进行半身浴，堆积在腿部的毒素就会排出，腿部线条就能得到改善。

5

用正确步伐来走路

如果你观察下自己的走路姿态，就会发现一两个会过分锻炼大腿肌肉的错误习惯。走路时，记住要利用整个脚掌来移动身体重心。

促进大腿
减肥的
饮食习惯

　　要想告别下身肥胖，有一点比低热量饮食更重要。我们需要能够彻底根除导致下身肥胖的饮食习惯！咸味食物会使水分滞留在体内，导致身体浮肿，需要限制其摄入量。含有凉性成分的面粉在食用时也要有所节制。经常摄取韭菜、苹果、猕猴桃、香蕉、葡萄等温性食物，对缓解下身肥胖很有帮助。与此同时，还可以通过矫正走路的姿势和坐姿等解决下身肥胖问题，并时常进行按摩、半身浴，促进血液循环。运动是必需环节，但如果你是肌肉型下身肥胖的话，就要尽量避免过度的负重训练。从预防角度考虑，平时可以经常做按摩，并通过足浴或半身浴，来帮助身体进行血液循环。

1 | 一日三餐要按时吃

　　将几餐集中到一餐里，一次性摄入大量的食物，这就是所谓的暴食。如果有一餐未吃，那么你在下一餐中吃多、甚至暴食的概率就会增大，这是很自然的结果。如果经常性地这样省略某一餐，身体的新陈代谢率就会下降，就会自动储存比平时更多的营养素。三餐都要吃，这是预防暴食、维持代谢率、减掉肥肉的最好的方法。不管你有多么忙，一定要按时吃三餐。

2 | 远离面粉、猪肉类的凉性食物

　　面粉是代表性的凉性食物。我们的身体如果变凉，全身就会收缩。最后体温就会下降，血液循环就会出现障碍。同时，新陈代谢也会紊乱，身体的基础代谢量变低，使你吃入的食物很容易就变成脂肪，堆积在体内，形成恶性循环。

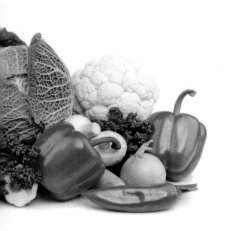

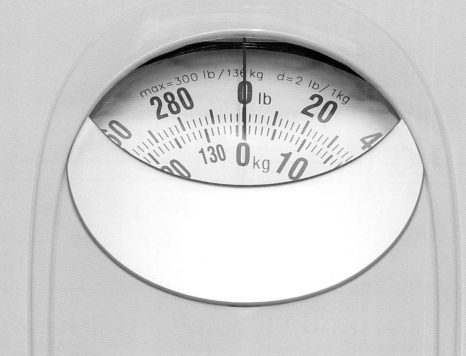

3 | 远离咸、辣食物

浮肿是下身肥胖的第一大敌。导致浮肿的最大原因就是盐分！盐分会妨碍下半身血液循环，导致浮肿。一天至少有一顿饭是低盐食物，在进食炖汤、酱汤类的食物时，应以吃其中的主材料为主。

4 | 每日喝8杯水

多喝水，体内的废弃物能更容易地排泄出去。废弃物排出后，身体循环就会改善，就能防止浮肿，对下身肥胖也会起到预防作用。另外，在进餐前喝水，能够预防暴食，一定要在饭前喝水。将保温杯放在触手可及的地方，对养成喝水习惯也有帮助。

5 | 晚餐安排在睡前4小时前，此后禁食

夜晚，人体的身体代谢功能低下，故而摄入的食物会原封不动地储存在体内。

经常性地吃夜宵，大脑会习惯性地给胃肠发出信号，诱发你夜间的饥饿感。然后通过吃得过多，甚至暴食，将食物直接储存在体内，变成容易长肥肉的体质。夜晚比其他时间段更容易在体内储存能量，引发习惯性的饥饿感，所以一定要避免吃夜宵。

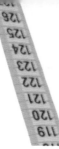

体验7日运动，收获惊人效果

体验者们的一句话

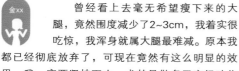

| 大腿项目参与者 | | | | | 有氧运动与否 | 大腿围 | |
姓名	年龄	身高	难易度	期限	有氧	前	后
金xx	20岁	170cm	高级	7日	晚餐后走路30分钟	57/59cm	56/56cm
高xx	23岁	162cm	高级	7日	x	70/68cm	67/66cm
权xx	34岁	162cm	初级	7日	晚餐后走路30分钟	69/69cm	66/66cm
郑xx	31岁	164cm	初级	7日	晚餐后走路30分钟	75/76cm	71/72cm
金xx	23岁	168cm	初级	7日	x	75/74cm	72/71.5cm

曾经看上去毫无希望瘦下来的大腿，竟然围度减少了2~3cm，我着实很吃惊，我浑身就属大腿最难减。原本我都已经彻底放弃了，可现在竟然有这么明显的效果，我一定要坚持下去。尤其是做多了高级动作后，大腿变得饱满有弹性，还生平第一次练出了肌肉，我真的好高兴。

真没想到运动一周就能让大腿围度变小。最初运动时，我内心还半信半疑。我很怀疑："怎么可能会那么简单就减下来？"但是坚持运动后，我的想法慢慢发生了改变。即便一天只做了一个动作，第二天大腿的肌肉就有了痛感。即使看上去很简单，实际上运动强度还是挺高的。一周减下3cm，这对我来说真是奇迹。我打算继续努力，这次一定要和大腿赘肉说永别。加油！

过去，在我和运动之间有一道篱笆。但想到"一天一个动作，有何难"后，我就开始了大腿减肥。因为我的体力不足，刚开始并未勉强。我会在看电视时，躺在床上时，想到什么动作就去做。同时还会做"晚餐后走路30分钟"的有氧运动，一周后两条腿都有了3cm的减肥效果。竟然获得了从未期待过的结果，真是很高兴。

曾经我以为我的大腿赘肉永远减不下来了。因为工作缘故，我整天都会坐在电脑前，虽然减过肥，但也没见到什么效果。但这次结束了7日初级运动后，结果真令我惊讶。两条腿围度都减小了4cm。仅仅只做初级运动，就能有这么大的变化，于是我下定决心，连高级运动也彻底执行，彻底减掉大腿肥肉。

我先公布结果吧，真的减掉了！腻烦了那么久的大腿肥肉，真的减掉了！左腿3cm，右腿2.5cm！只是一周，竟然能减掉这么多，真是出乎意料。尤其是动作并不复杂，很容易跟做。真没有想到，即使不做有氧运动，也能达到这种效果。平时穿长裤时大腿内侧肥肉总是相互摩擦，我很是烦恼，这次集中地做了针对性运动后，见到了很明显的效果。虽然与我的目标还有一段距离，但我一定会努力，争取能穿上紧身牛仔裤！

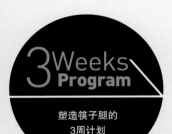

3 Weeks Program

塑造筷子腿的
3周计划

★ 全方位瘦大腿的3周计划，需要你每天做一个动作，坚持3周不间断。比如，第一天做大腿外侧减肥运动，第二天做大腿内侧减肥运动，第三天做侧身减肥运动……保持此模式3周。此健身项目是在每个身体部位运动后，休息两天，这样既能减少肌肉损失，又能高效减肥。

★ 下表中的饮食安排不仅保证了适当的摄入量，让你不会感觉饥饿，还能帮你均衡摄取碳水化合物、蛋白质、矿物质等营养。如果能在运动的同时，彻底遵守此饮食计划，能得到更好的效果。每周日的午餐作为自由餐，吃你想吃的，忘掉减肥的压力吧。但注意，暴饮暴食还是要禁止的。

第1周		周一	周二	周三	周四	周五	周六	周日
运动	大腿外侧	DAY1			DAY2			DAY3
	大腿内侧		DAY1			DAY2		
	臀部线条			DAY1			DAY2	
饮食	早餐	麦片3/4、低脂牛奶1杯	饭团（2个）、鸡胸肉沙拉、水果	煎鸡蛋、糙米饭、青菜	鸡蛋羹、糙米饭、青菜	金枪鱼蔬菜炒饭、嫩芽菜沙拉、圣女果	煎鸡蛋、蔬菜、紫菜、糙米饭	鸡胸肉、紫菜炒饭
	午餐	牛肉蘑菇饭、水果、坚果	烤海鲜、糙米饭、小菜	熏鸭、坚果、拌韭菜	咖喱拌饭、水果	烤牛肉、杂谷饭、小菜	黑麦面包、鸡胸肉三明治	1顿自由餐
	晚餐	地瓜、生菜沙拉、鸡蛋、坚果	魔芋番茄意面、水果、坚果	豆腐沙拉、水果、坚果	鸡胸肉沙拉、圣女果、坚果	炖鸡胸肉、圆生菜包饭、地瓜、水果	豆腐沙拉、地瓜1个	越南春卷3~4个（彩椒、黄瓜、萝卜、鸡胸肉）

第2周		周一	周二	周三	周四	周五	周六	周日
运动	大腿外侧			DAY4			DAY5	
	大腿内侧	DAY3			DAY4			DAY5
	臀部线条		DAY3			DAY4		
饮食	早餐	麦片3/4、低脂牛奶1杯	糙米油豆腐寿司（2个）、鸡胸肉沙拉、水果	糙米饭、圆生菜包饭、炒鳀鱼、紫菜	水果、纯酸奶	糙米饭、蔬菜、拌豆腐	煎鸡蛋、蔬菜、紫菜、糙米饭	麦片3/4、低脂牛奶1杯
	午餐	越南春卷、土豆、水果、坚果	烤海鲜、糙米饭、小菜	泡菜包猪肉、蔬菜、水果	杂谷饭2/3碗、烤紫菜、炒鳀鱼、水泡菜	烤牛肉、杂谷饭、小菜	铁板烧	1顿自由餐
	晚餐	蒸南瓜、生菜沙拉、鸡蛋、坚果	豆腐紫菜包饭、水果、坚果	圆生菜沙拉、煮鸡蛋、坚果	熏鸭、拌韭菜	炖鸡胸肉、鹌鹑蛋沙拉、水果；坚果	鸡胸肉沙拉	煮鸡蛋3个（蛋白）、坚果

第3周		周一	周二	周三	周四	周五	周六	周日
运动	大腿外侧		DAY6			DAY7		
	大腿内侧			DAY6			DAY7	
	臀部线条	DAY5			DAY6			DAY7
饮食	早餐	麦片3/4、低脂牛奶1杯	饭团（2个）、鸡胸肉沙拉、水果	煎鸡蛋、糙米饭、青菜	鸡蛋羹、糙米饭、青菜	金枪鱼蔬菜炒饭、嫩芽菜沙拉、圣女果	煎鸡蛋、蔬菜、紫菜、糙米饭	鸡胸肉、紫菜炒饭
	午餐	牛肉蘑菇饭、水果、坚果	烤海鲜、糙米饭、小菜	熏鸭、坚果、拌韭菜	咖喱拌饭、水果	烤牛肉、杂谷饭、小菜	黑麦面包、鸡胸肉三明治	1顿自由餐
	晚餐	地瓜、生菜沙拉、鸡蛋、坚果	魔芋番茄意面、水果、坚果	豆腐沙拉、水果、坚果	快餐、圣女果、坚果	烤鸡胸肉、圆生菜包饭、地瓜、水果	豆腐沙拉、地瓜1个	越南春卷3~4个（彩椒、黄瓜、萝卜、鸡胸肉）

准备运动

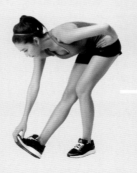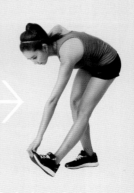

① 小腿拉伸
运动时间 | 10~15秒　**重复次数** | 1~2次

1 弯曲左膝，右膝伸直。弯腰，抓住右脚尖拉伸，同时慢慢吐气，保持动作不动。

2 按照同样的方法，换另一侧做动作。

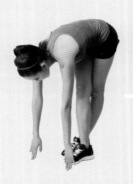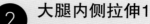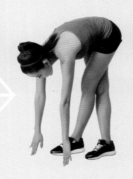

② 大腿内侧拉伸1
运动时间 | 10~15秒　**重复次数** | 1~2次

1 移动右腿，将右脚交叉放于左脚前侧，站稳。注意膝盖不要弯曲，弯腰，将手碰到地面。弯腰的同时慢慢吐气。

2 按照同样的方法，换另一侧做动作。

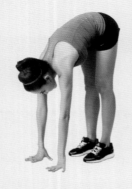

③ 大腿内侧拉伸2
运动时间 | 10~15秒　**重复次数** | 1~2次

根据身体的柔韧性，双脚完全并拢或者稍微分开一些，站立。注意膝盖不要弯曲，弯腰，将手碰到地面。弯腰的同时慢慢吐气。

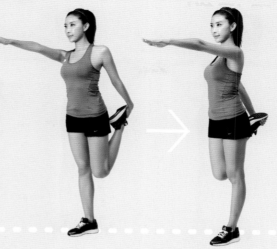

④ 大腿前侧拉伸

运动时间 | 10~15秒 重复次数 | 1~2次

1 右手向前伸直，左腿向后折叠，用左手抓住左脚。慢慢向后拉伸左腿，使大腿前侧的肌肉得到拉伸。拉伸左脚的同时慢慢吐气。

2 按照同样的方法，换另一侧做动作。

⑤ 关节拉伸

运动时间 | 10~15秒 重复次数 | 1~2次

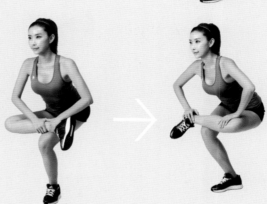

1 下蹲，右腿跷到左膝上，右腿呈⌐形。注意膝盖不要弯曲，弯腰，将手碰到地面。弯腰的同时慢慢吐气。

2 按照同样的方法，换另一侧做动作。

⑥ 背部、两肋拉伸

运动时间 | 10~15秒 重复次数 | 1~2次

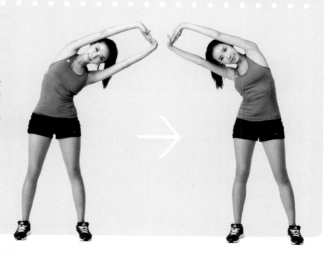

1 舒展开腰部，站立，两手交握，举到头部上方，两臂伸直。注意手肘不要弯曲，身体向左侧侧弯，使腋窝和两肋处的肌肉得到拉伸。侧弯的同时慢慢吐气。

2 左侧动作结束后，按照同样的方法，换另一侧做动作。

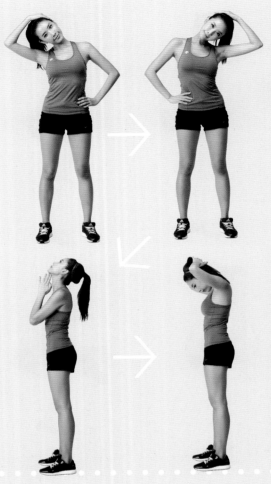

⑦ 颈部拉伸
运动时间 | 10~15秒　重复次数 | 1~2次

1 舒展开腰部，站立，用右手抓住头部的左侧，慢慢向右拉伸。拉伸的同时慢慢吐气，维持动作。

2 步骤1的动作完成后，用左手抓住另一侧，将头部慢慢向左拉伸。

3 两手合拢，用指尖慢慢推高下巴，吐气。

4 两手合拢，轻轻将头向下按，慢慢吐气。做步骤3和步骤4的动作时，若颈椎或颈部出现痛感时，可以逐渐加大动作的幅度。

⑧ 小臂拉伸
运动时间 | 10~15秒　重复次数 | 1~2次

1 舒展开腰部，站立，双臂高举，用左手抓住右手肘向下拉伸，紧贴在后脑部。拉伸手肘的同时慢慢吐气。

2 右侧动作结束后，按照同样的方法，换另一侧做动作。

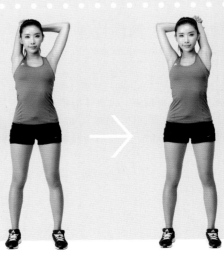

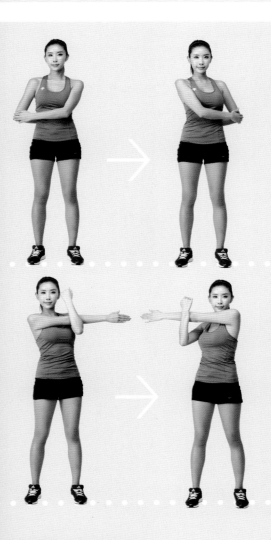

9 肩部拉伸1

运动时间 | 10~15秒　**重复次数** | 1~2次

1 右手臂弯曲放于背后，用左手慢慢拉伸右手肘。此时慢慢吐气，维持动作。

2 右侧动作结束后，按照同样的方法，换另一侧做动作。

10 肩部拉伸2

运动时间 | 10~15秒　**重复次数** | 1~2次

1 右手臂伸展开，向左抬高放于胸前，用左臂轻轻按压，慢慢吐气。此时，如果身体旋转过度，拉伸到的是腰部肌肉，而非肩膀。

2 右侧动作结束后，按照同样的方法，换另一侧做动作。

11 手腕拉伸

运动时间 | 10~15秒　**重复次数** | 1~2次

1 右臂抬高至肩高，手掌心朝上。用左手拉住右手指尖处向下拉伸，慢慢吐气，保持动作。

2 右侧动作结束后，按照同样的方法，换另一侧做动作。

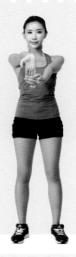
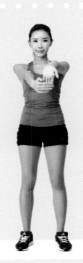

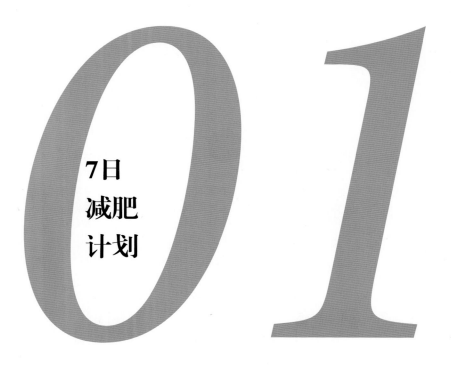

01

7日
减肥
计划

大腿外侧的减肥运动

初级动作

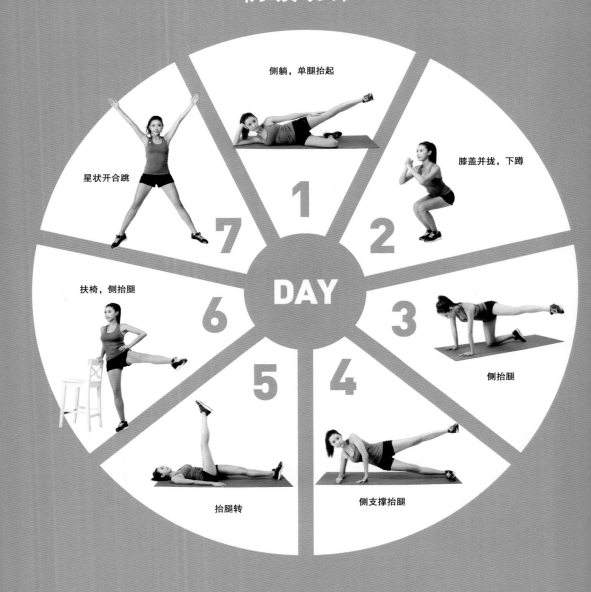

侧躺，单腿抬起

膝盖并拢，下蹲

星状开合跳

扶椅，侧抬腿

DAY

7
1
2
6
3
5
4

侧抬腿

抬腿转

侧支撑抬腿

大腿外侧的减肥运动
高级动作

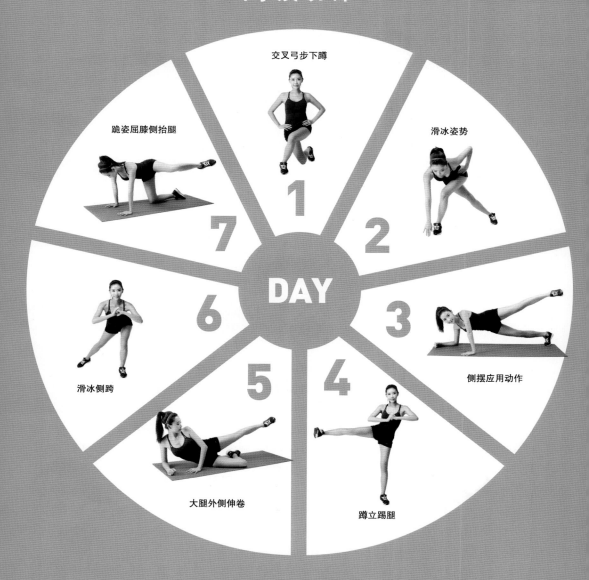

交叉弓步下蹲

滑冰姿势

跪姿屈膝侧抬腿

滑冰侧跨

大腿外侧伸卷

蹲立踢腿

侧摆应用动作

DAY

1

2

3

4

5

6

7

侧躺，单腿抬起

运动次数（左右分别）	15
动作套数	3

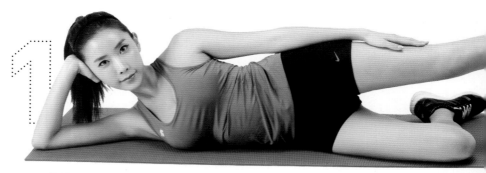

1 **吸气** 枕着胳膊，侧躺。此时，下方的腿弯曲成90°，另一条腿伸直。

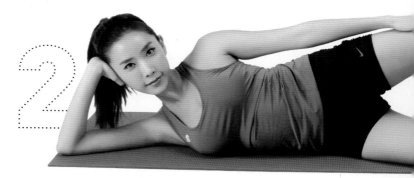

2 **呼气** 上方的腿慢慢抬高，吐气。注意脚腕不要弯曲，抬至略比头高。

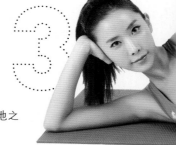

3 **吸气** 腿慢慢放下，在腿即将落地之时，**呼气** 再次抬高。

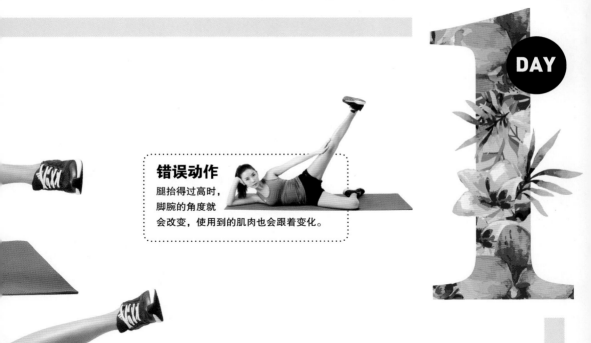

错误动作

腿抬得过高时,脚腕的角度就会改变,使用到的肌肉也会跟着变化。

提示

抬腿时如果过分用力,会削弱大腿运动效果。尝试寻找能感受到大腿肌肉受到刺激的适当高度。

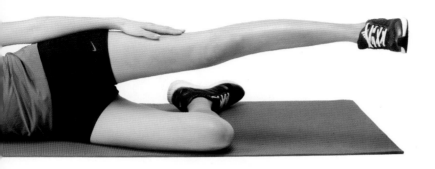

膝盖并拢，下蹲

运动次数　**15**

动作套数　**3**

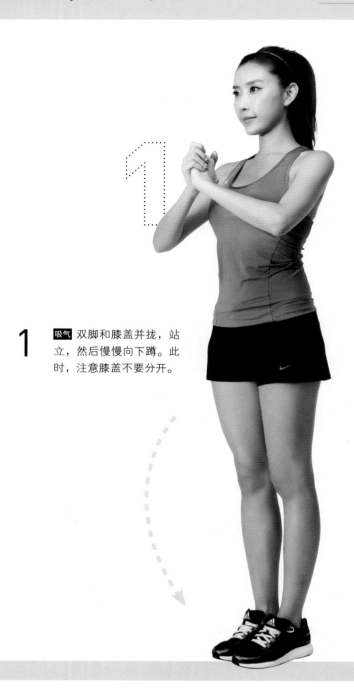

1 吸气 双脚和膝盖并拢，站立，然后慢慢向下蹲。此时，注意膝盖不要分开。

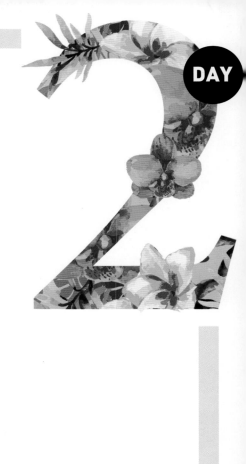

错误动作

如果下蹲过度，会给膝盖造成负担，对大腿肌肉的刺激也会减少。

提示

此动作使用更多的是肌肉，而不是关节，膝盖不用完全打开，打开90%左右即可。

 下蹲时，注意膝盖不要超出脚尖。臀部向后用力，下蹲直至与地板平行，然后站起。

侧抬腿

运动次数（左右分别）	**15**
动作套数	**3**

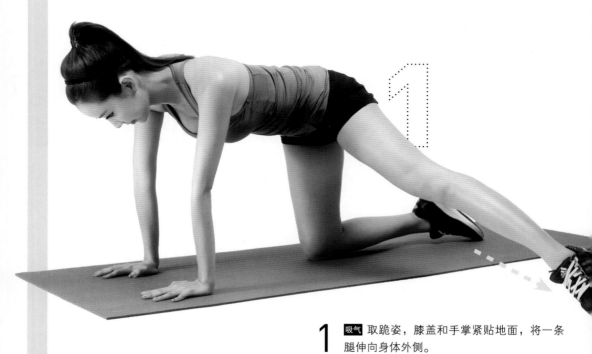

1 吸气 取跪姿，膝盖和手掌紧贴地面，将一条腿伸向身体外侧。

提示

动作如果太快，为了维持重心，可能会给跪着的腿带来负担。故做动作时，需要下意识地将身体稍微偏向抬起的一侧腿。

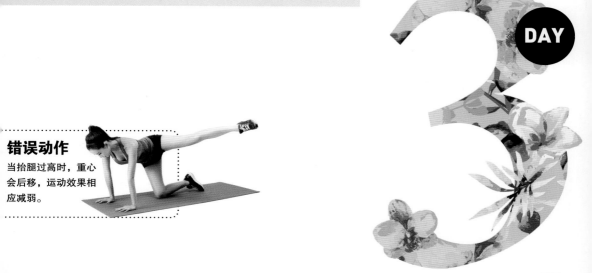

错误动作
当抬腿过高时，重心
会后移，运动效果相
应减弱。

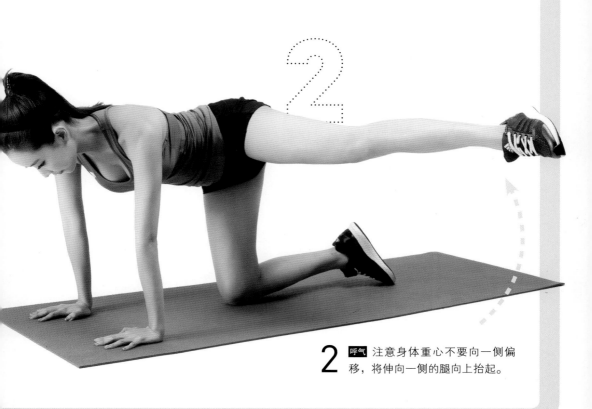

2 **呼气** 注意身体重心不要向一侧偏
移，将伸向一侧的腿向上抬起。

侧支撑抬腿

运动次数（左右分别）	**15**
动作套数	**3**

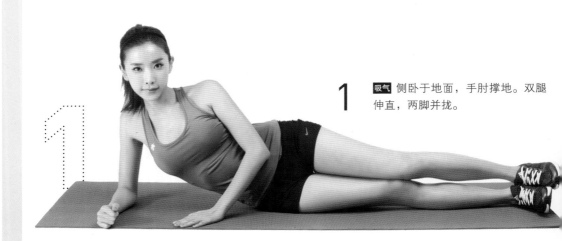

1 **吸气** 侧卧于地面，手肘撑地。双腿伸直，两脚并拢。

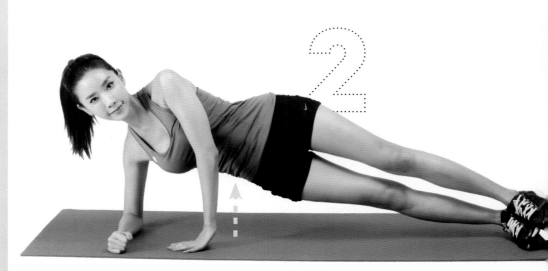

2 **呼气** 用手肘支撑身体，抬起腰部。

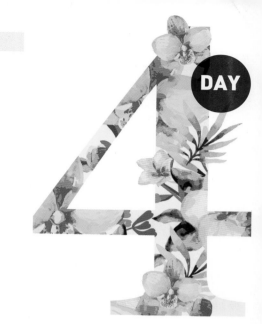

错误动作
身体如果扭向一侧，
无法对目标部位进行
准确的肌肉刺激。

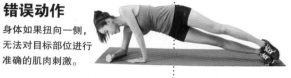

提示
将另一只手掌撑在地面上，身
体不易倾斜，抬腿也更容易。

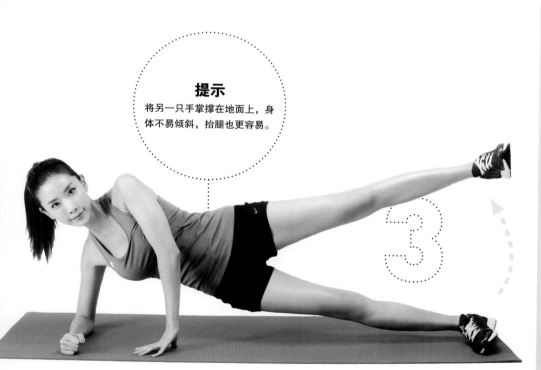

3   吸气 将位于上方的腿慢慢抬高。

抬腿转

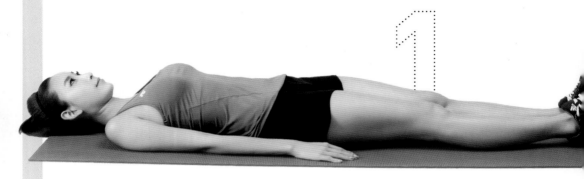

1 　**吸气** 展背，平躺于地面。

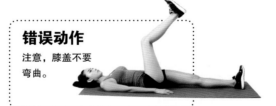

错误动作

注意，膝盖不要弯曲。

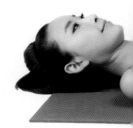

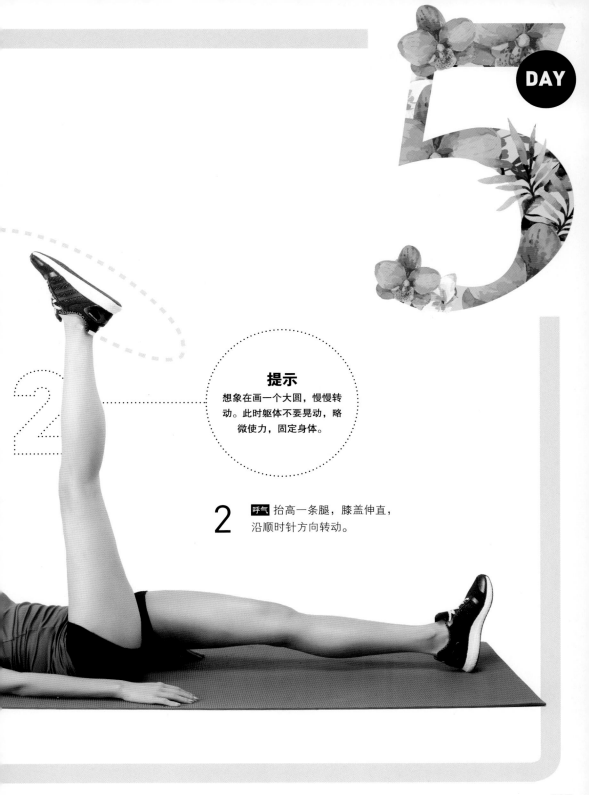

提示

想象在画一个大圆，慢慢转动。此时躯体不要晃动，略微使力，固定身体。

2 呼气 抬高一条腿，膝盖伸直，沿顺时针方向转动。

扶椅，侧抬腿

运动次数（左右分别）	20
动作套数	3

1 吸气 手扶椅子，身体站立于椅侧，左腿伸向右腿的前方。

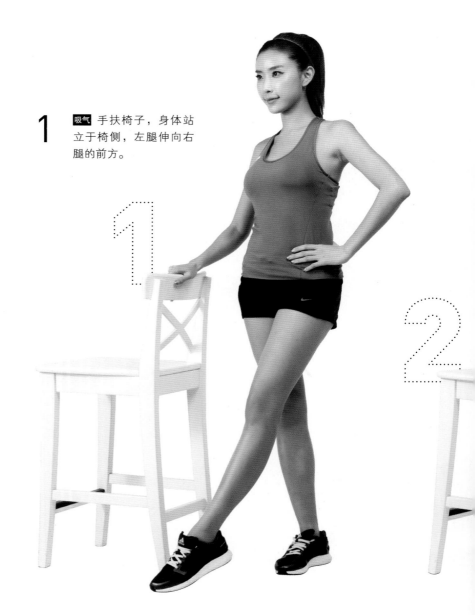

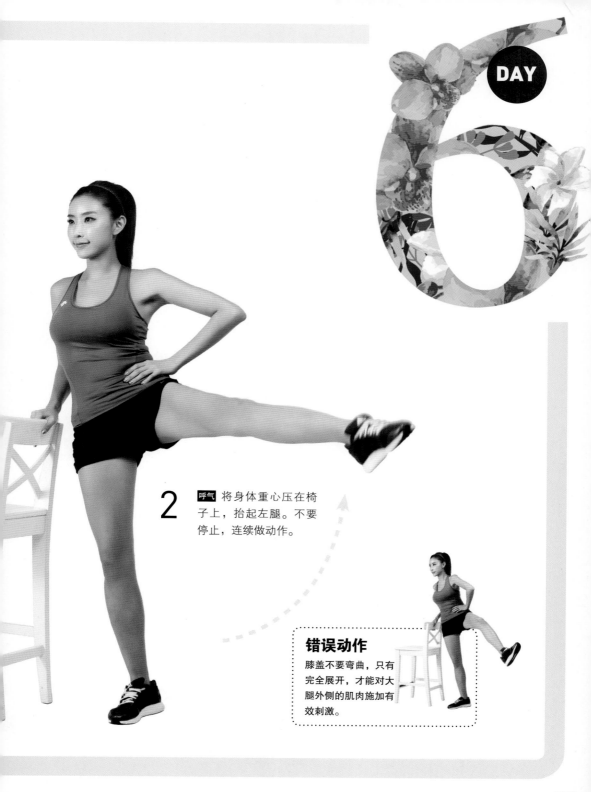

2 呼气 将身体重心压在椅子上，抬起左腿。不要停止，连续做动作。

错误动作

膝盖不要弯曲，只有完全展开，才能对大腿外侧的肌肉施加有效刺激。

星状开合跳

运动次数	**30**
动作套数	**3**

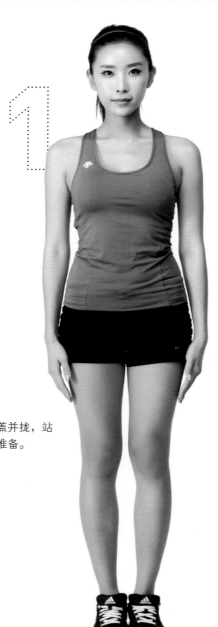

提示
只有重心降低，才能在跳起
时充分施力。

1 吸气 双脚和膝盖并拢，站
立，做好跳跃准备。

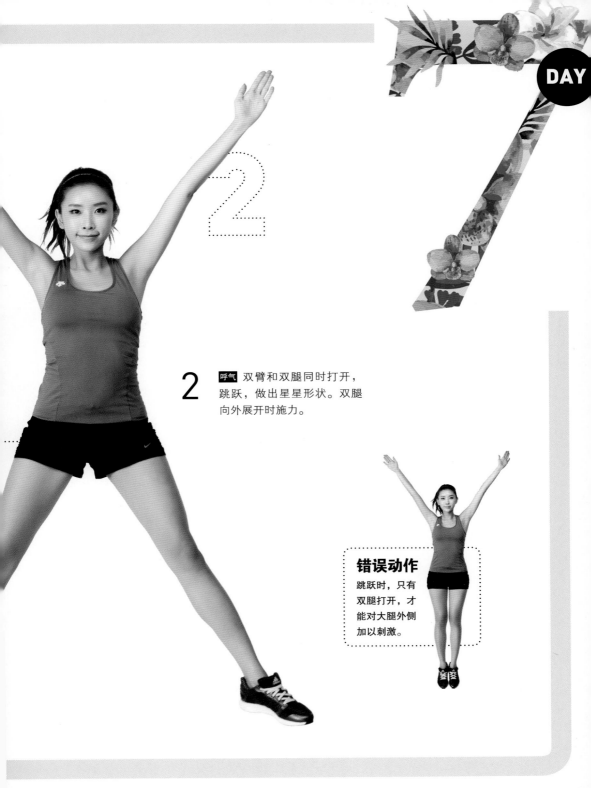

2 **呼气** 双臂和双腿同时打开，跳跃，做出星星形状。双腿向外展开时施力。

错误动作

跳跃时，只有双腿打开，才能对大腿外侧加以刺激。

交叉弓步下蹲

运动次数 **30**

动作套数 **3**

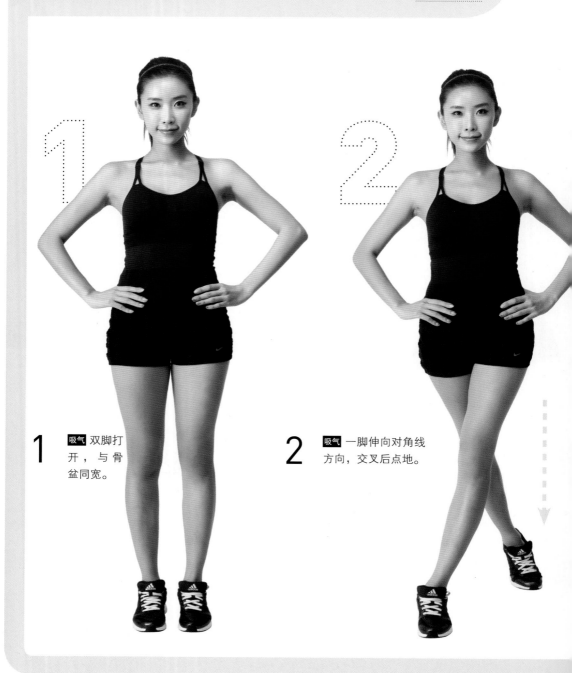

1 吸气 双脚打开，与骨盆同宽。

2 吸气 一脚伸向对角线方向，交叉后点地。

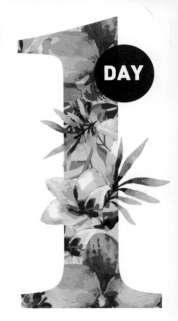

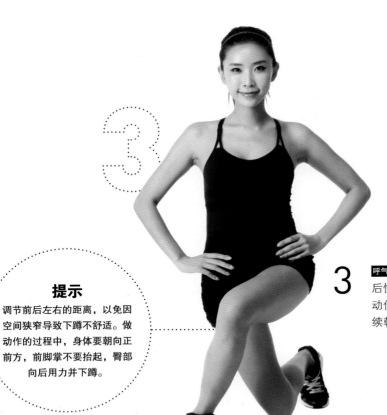

提示

调节前后左右的距离，以免因
空间狭窄导致下蹲不舒适。做
动作的过程中，身体要朝向正
前方，前脚掌不要抬起，臀部
向后用力并下蹲。

3　呼气 膝盖慢慢弯曲下蹲，然
后慢慢站起，恢复原动作。
动作完成后，不要停止，继
续朝相反方向做动作。

滑冰姿势

运动次数　**30**

动作套数　**3**

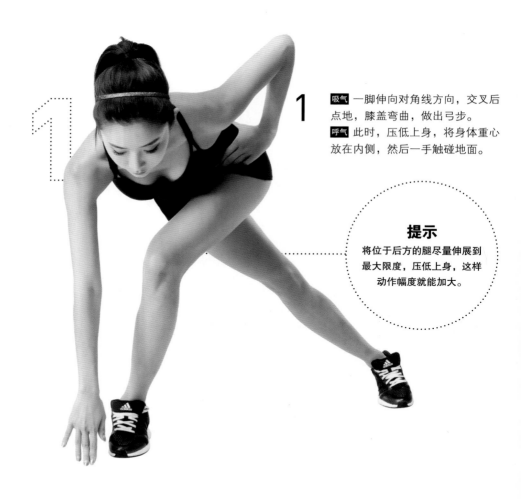

1

吸气 一脚伸向对角线方向，交叉后点地，膝盖弯曲，做出弓步。

呼气 此时，压低上身，将身体重心放在内侧，然后一手触碰地面。

提示

将位于后方的腿尽量伸展到最大限度，压低上身，这样动作幅度就能加大。

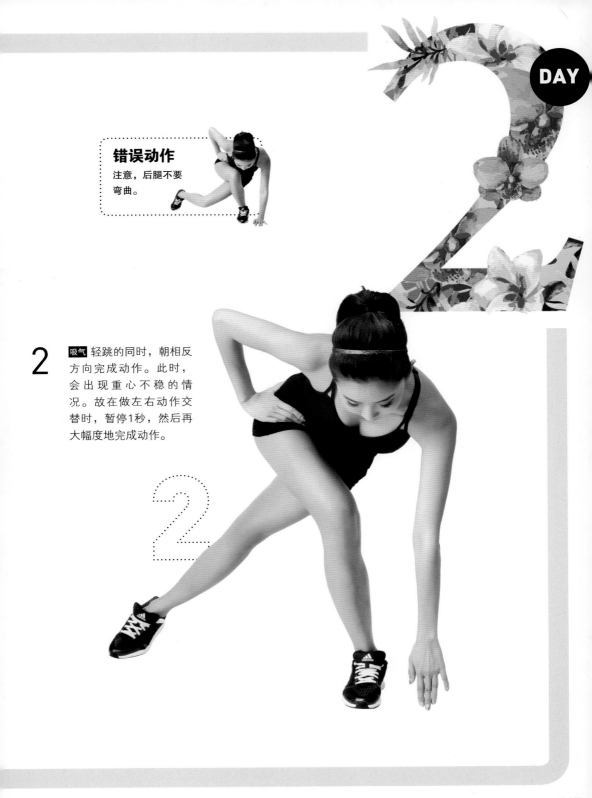

错误动作

注意，后腿不要弯曲。

2 吸气 轻跳的同时，朝相反方向完成动作。此时，会出现重心不稳的情况。故在做左右动作交替时，暂停1秒，然后再大幅度地完成动作。

侧摆应用动作

运动次数 **30**
动作套数 **3**

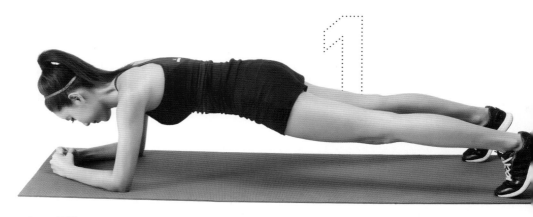

1 吸气 手肘撑在地面上，伸直双腿。维持腹部和大腿的紧张感，摆好姿势。

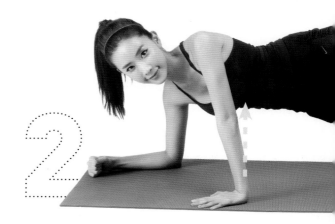

2 呼气 将身体转向一侧。
吸气 在手臂打开的状态下，抬高同侧腿。

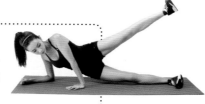

错误动作
注意，在转动身体时，身体不要向下塌陷。

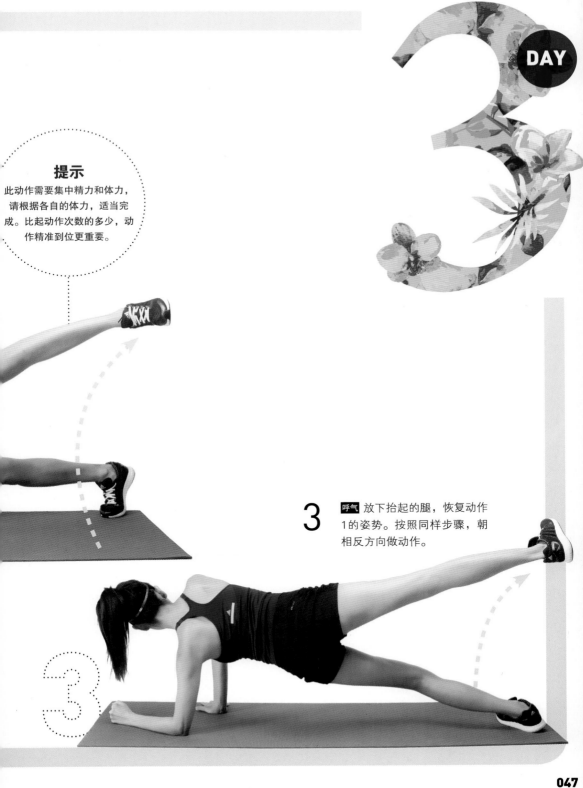

提示

此动作需要集中精力和体力，请根据各自的体力，适当完成。比起动作次数的多少，动作精准到位更重要。

3 　呼气 放下抬起的腿，恢复动作1的姿势。按照同样步骤，朝相反方向做动作。

蹲立踢腿

运动次数	**30**
动作套数	**3**

1 **吸气** 双腿打开比肩宽，臀部向后用力并下蹲。

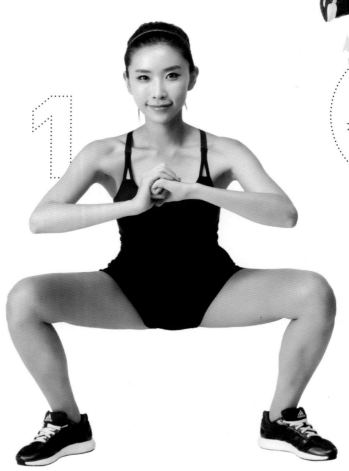

提示

抬腿时，身体要朝向正前方，为充分刺激大腿外侧，腿要尽量抬高。

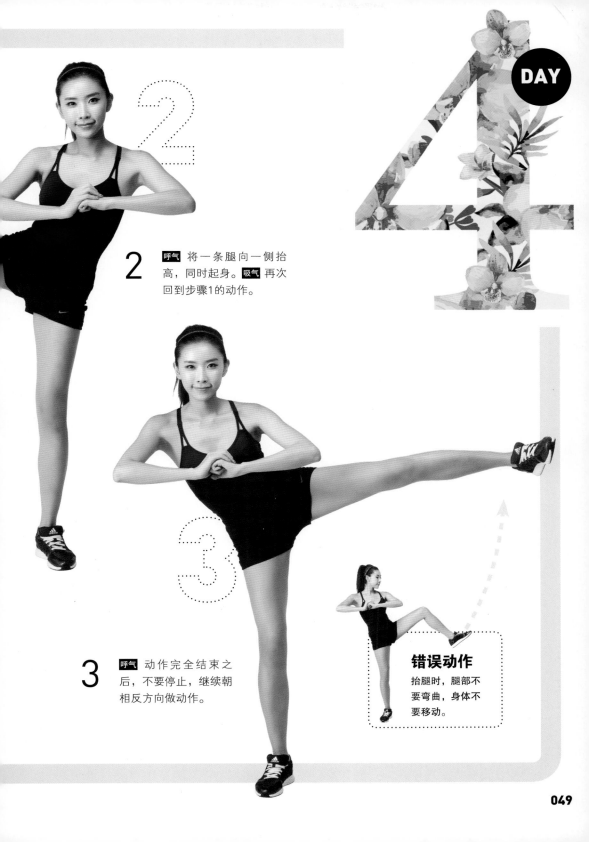

2 呼气 将一条腿向一侧抬高，同时起身。吸气 再次回到步骤1的动作。

3 呼气 动作完全结束之后，不要停止，继续朝相反方向做动作。

错误动作
抬腿时，腿部不要弯曲，身体不要移动。

大腿外侧伸卷

运动次数（左右分别）　　**20**

动作套数　　**3**

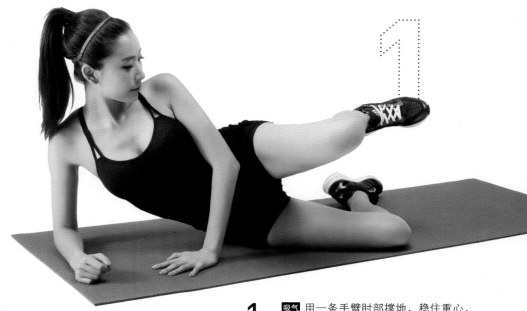

1 吸气 用一条手臂肘部撑地，稳住重心，侧卧在地上。下方的腿自然弯曲。上方的腿先伸直，再慢慢弯曲膝盖，朝身体方向拉伸。

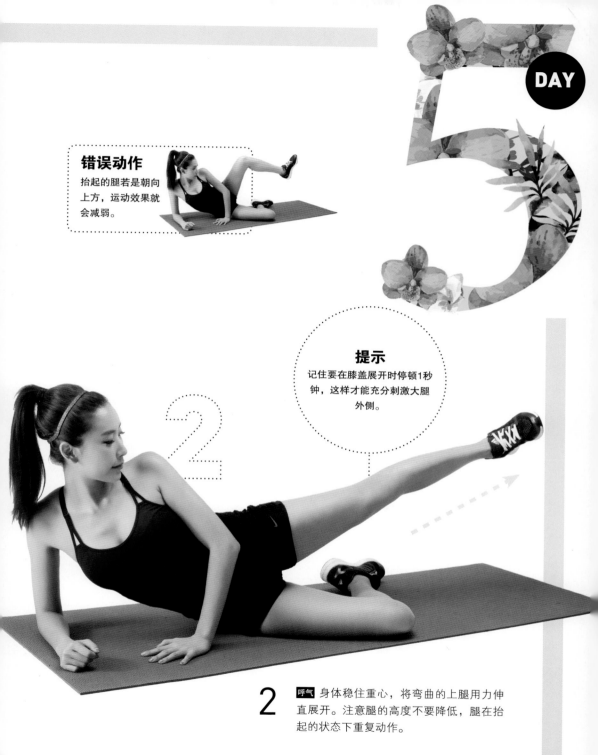

错误动作

抬起的腿若是朝向上方，运动效果就会减弱。

提示

记住要在膝盖展开时停顿1秒钟，这样才能充分刺激大腿外侧。

2

2 呼气 身体稳住重心，将弯曲的上腿用力伸直展开。注意腿的高度不要降低，腿在抬起的状态下重复动作。

滑冰侧跨

运动次数（左右分别）	**15**
动作套数	**3**

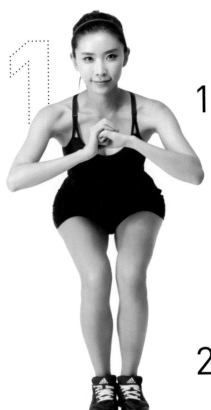

1 　**吸气** 双脚和膝盖并拢，降低重心。弯曲膝盖，上身向前压，摆好姿势。

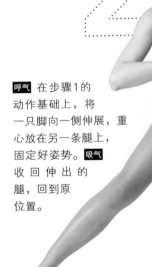

2 　**呼气** 在步骤1的动作基础上，将一只脚向一侧伸展，重心放在另一条腿上，固定好姿势。**吸气** 收回伸出的腿，回到原位置。

错误动作

注意，在腿侧伸时膝盖不要弯曲。

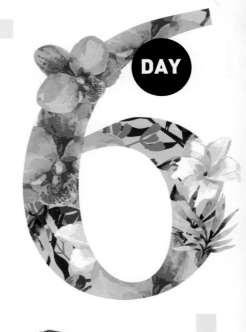

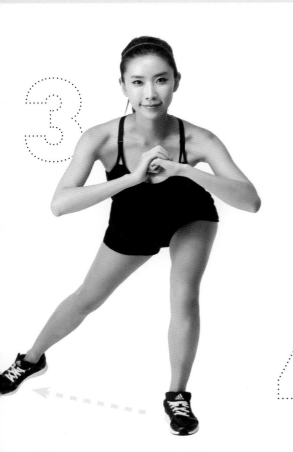

3

呼气 将腿沿对角线方向向斜后方伸展。
吸气 再次收回伸出的腿，回到原位置。

提示

若在侧跨过程中，伸直了承担着体重的腿，运动效果就会变差。必须弯曲一条腿，并使其充分承担体重。收腿回位时，注意吸气。

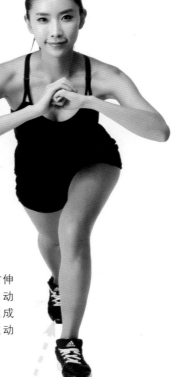

4 **呼气** 慢慢将腿朝后方伸展，并重复收腿的动作。此三个动作完成后，算是完成一次动作。

跪姿屈膝侧抬腿

运动次数（左右分别）	**15**
动作套数	**3**

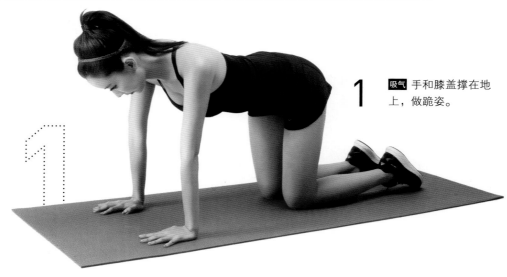

1 **吸气** 手和膝盖撑在地上，做跪姿。

2 **呼气** 腿在弯曲状态下向上抬。

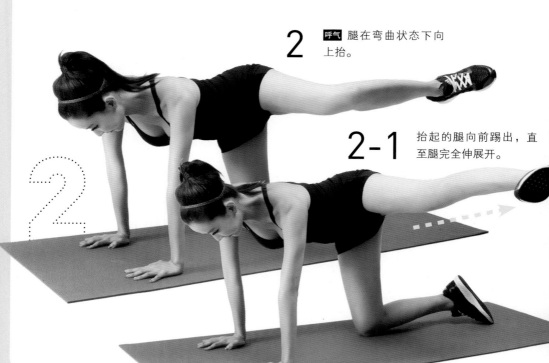

2-1 抬起的腿向前踢出，直至腿完全伸展开。

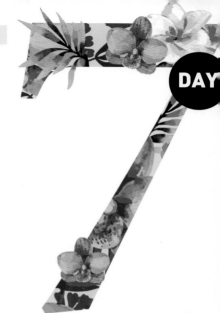

错误动作

做抬腿前踢的动作时，身体若向相反方向倾斜，效果会变差。做动作时，要注意，身体的重心不能倒。

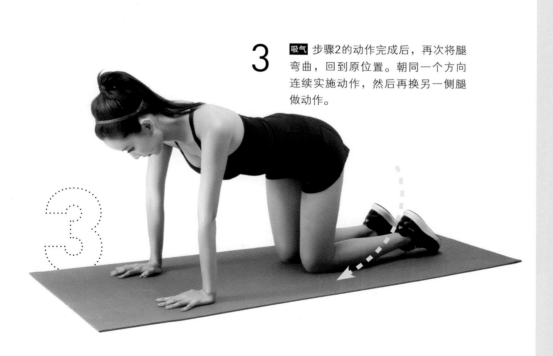

3 吸气 步骤2的动作完成后，再次将腿弯曲，回到原位置。朝同一个方向连续实施动作，然后再换另一侧腿做动作。

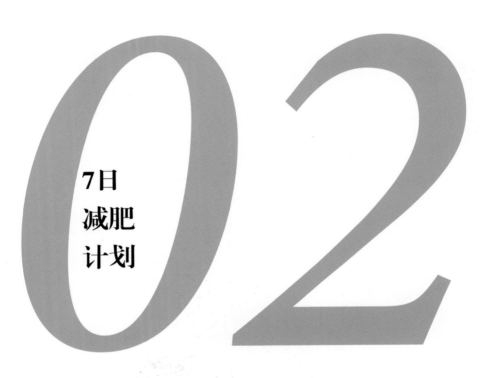

02

7日
减肥
计划

大腿内侧的减肥运动

大腿内侧的减肥运动
初级动作

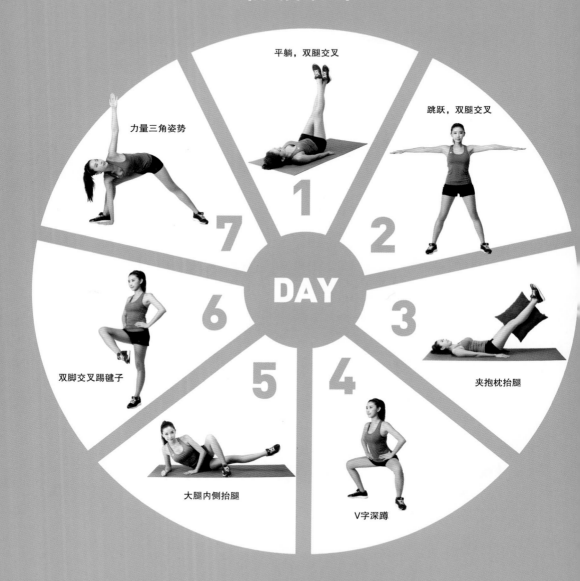

平躺，双腿交叉

跳跃，双腿交叉

力量三角姿势

DAY

1

2

3 夹抱枕抬腿

7

6 双脚交叉踢毽子

5 大腿内侧抬腿

4 V字深蹲

大腿内侧的减肥运动
高级动作

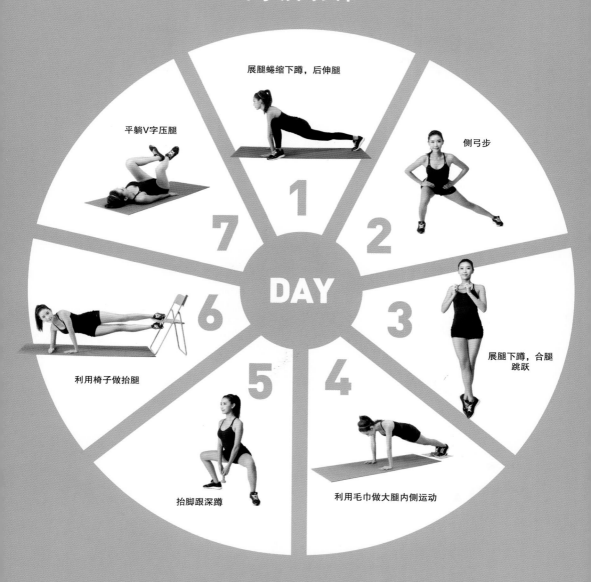

展腿蜷缩下蹲，后伸腿

平躺V字压腿

侧弓步

DAY

1

2

7

3

6

展腿下蹲，合腿
跳跃

利用椅子做抬腿

5

4

抬脚跟深蹲

利用毛巾做大腿内侧运动

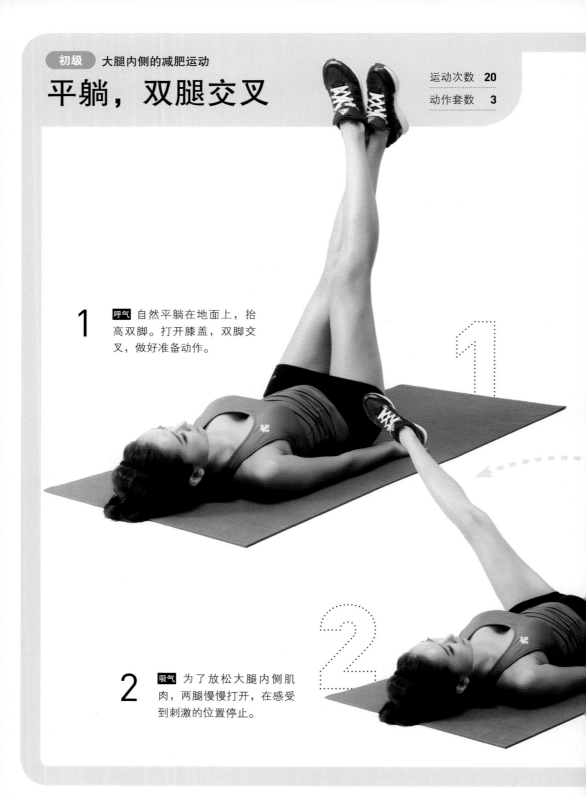

大腿内侧的减肥运动

平躺，双腿交叉

运动次数 **20**

动作套数 **3**

1 **呼气** 自然平躺在地面上，抬高双脚。打开膝盖，双脚交叉，做好准备动作。

2 **吸气** 为了放松大腿内侧肌肉，两腿慢慢打开，在感受到刺激的位置停止。

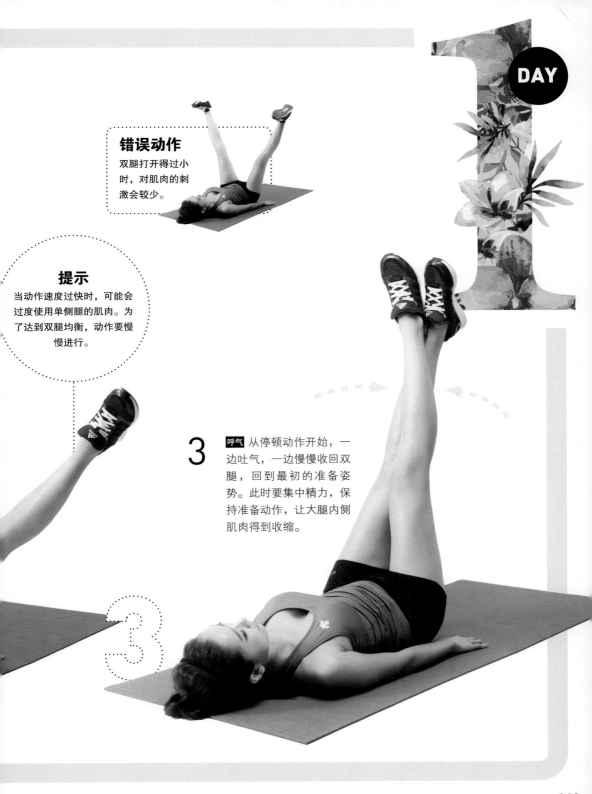

错误动作

双腿打开得过小时，对肌肉的刺激会较少。

提示

当动作速度过快时，可能会过度使用单侧腿的肌肉。为了达到双腿均衡，动作要慢慢进行。

3 呼气 从停顿动作开始，一边吐气，一边慢慢收回双腿，回到最初的准备姿势。此时要集中精力，保持准备动作，让大腿内侧肌肉得到收缩。

跳跃，双腿交叉

运动时间	**60**秒
动作套数	**3**

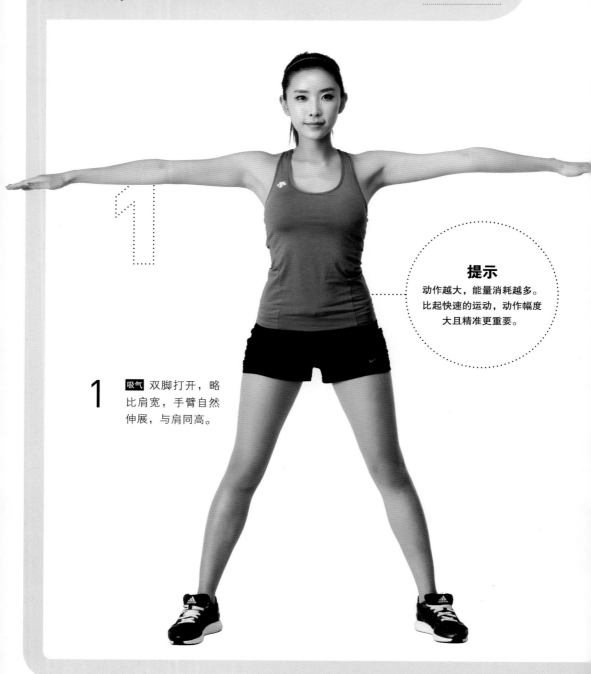

提示

动作越大，能量消耗越多。
比起快速的运动，动作幅度
大且精准更重要。

1 **吸气** 双脚打开，略
比肩宽，手臂自然
伸展，与肩同高。

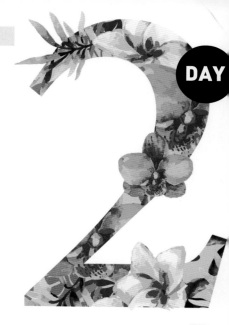

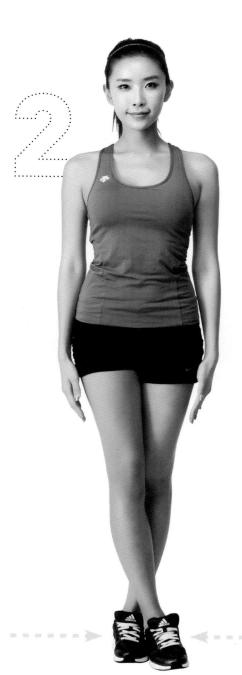

2 呼气 轻轻跳跃，双脚交叉聚拢。此时膝盖不能弯曲，脚踝略微向内侧扭转。连续进行步骤1和步骤2的动作，牵动大腿内侧肌肉。

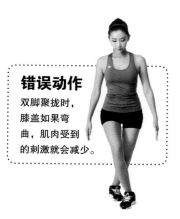

错误动作
双脚聚拢时，膝盖如果弯曲，肌肉受到的刺激就会减少。

夹抱枕抬腿

运动时间 **30**秒

动作套数 **3**

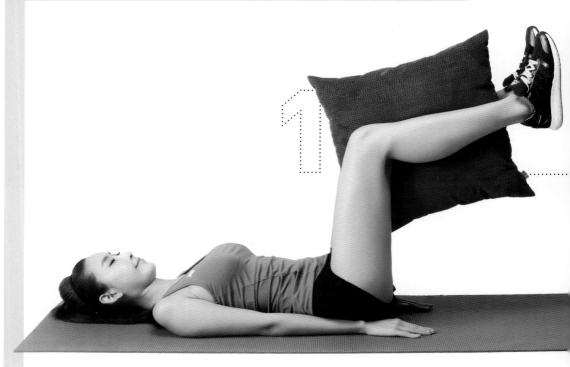

1 **吸气** 自然平躺在地面上，膝盖中间夹一个抱枕，双手自然放在体侧，保持平衡。

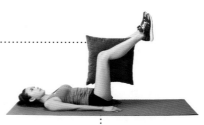

错误动作

双腿如果一直不伸展开，运动效果就会打折扣。

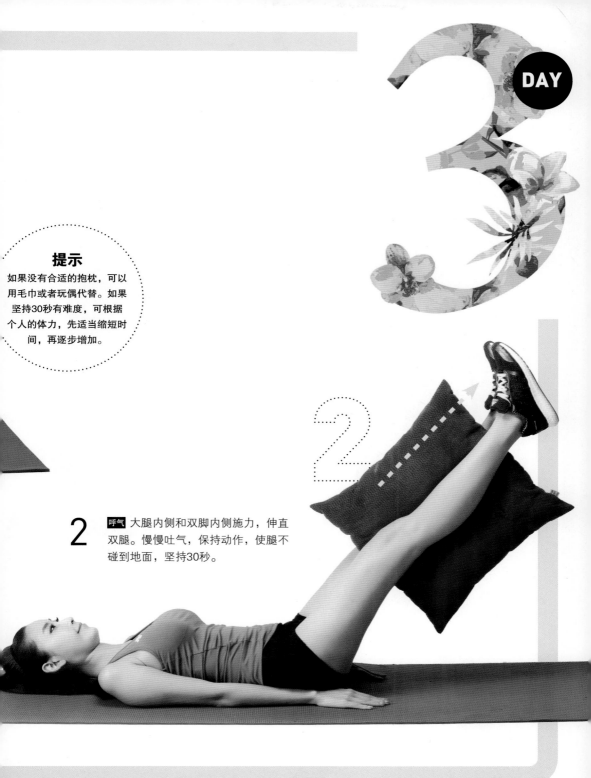

3
DAY

提示
如果没有合适的抱枕，可以用毛巾或者玩偶代替。如果坚持30秒有难度，可根据个人的体力，先适当缩短时间，再逐步增加。

2

2　呼气　大腿内侧和双脚内侧施力，伸直双腿。慢慢吐气，保持动作，使腿不碰到地面，坚持30秒。

V字深蹲

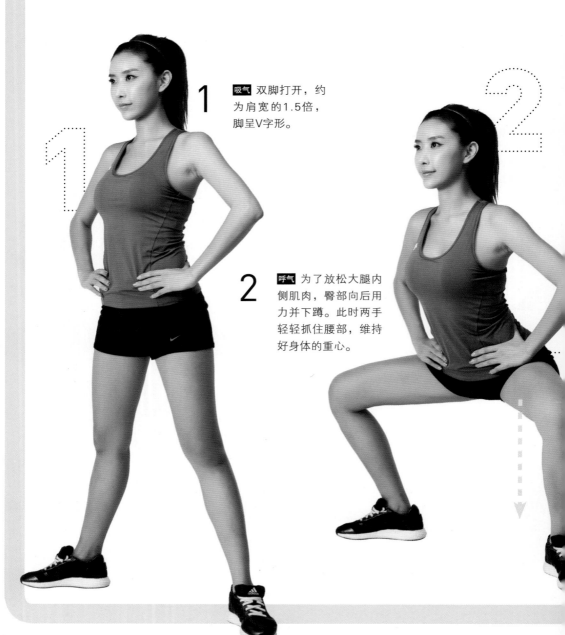

1 吸气 双脚打开，约为肩宽的1.5倍，脚呈V字形。

2 呼气 为了放松大腿内侧肌肉，臀部向后用力并下蹲。此时两手轻轻抓住腰部，维持好身体的重心。

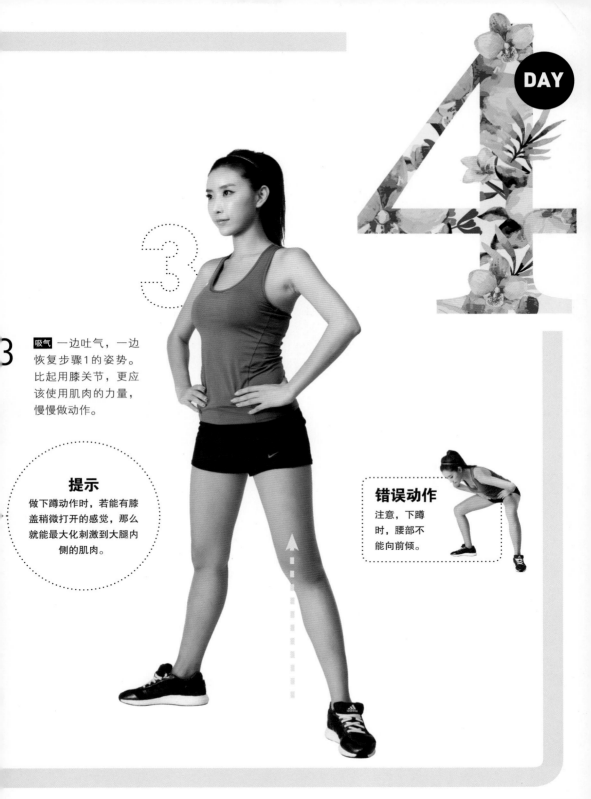

DAY 4

3

吸气 一边吐气，一边恢复步骤1的姿势。比起用膝关节，更应该使用肌肉的力量，慢慢做动作。

提示

做下蹲动作时，若能有膝盖稍微打开的感觉，那么就能最大化刺激到大腿内侧的肌肉。

错误动作

注意，下蹲时，腰部不能向前倾。

大腿内侧抬腿

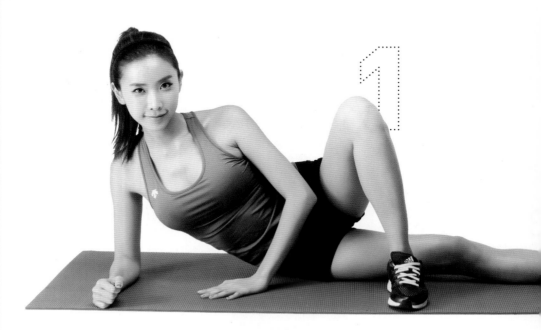

1 **吸气** 身体侧卧，手肘撑在地面上。下方的腿完全伸展，轻轻放在地上。上方的腿弯曲膝盖，放在下腿的前方。

提示

为了更容易维持身体的重心，将另一只手放在地面上，保持稳定。

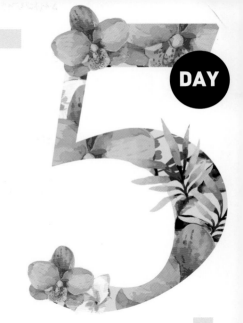

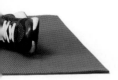

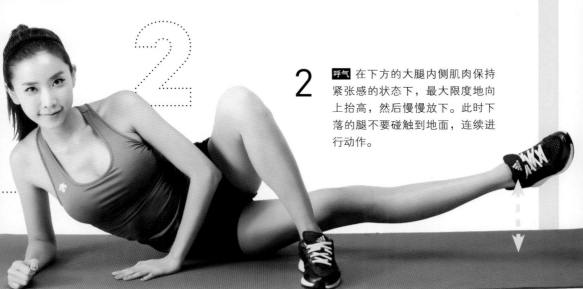

2

2 **呼气** 在下方的大腿内侧肌肉保持紧张感的状态下，最大限度地向上抬高，然后慢慢放下。此时下落的腿不要碰触到地面，连续进行动作。

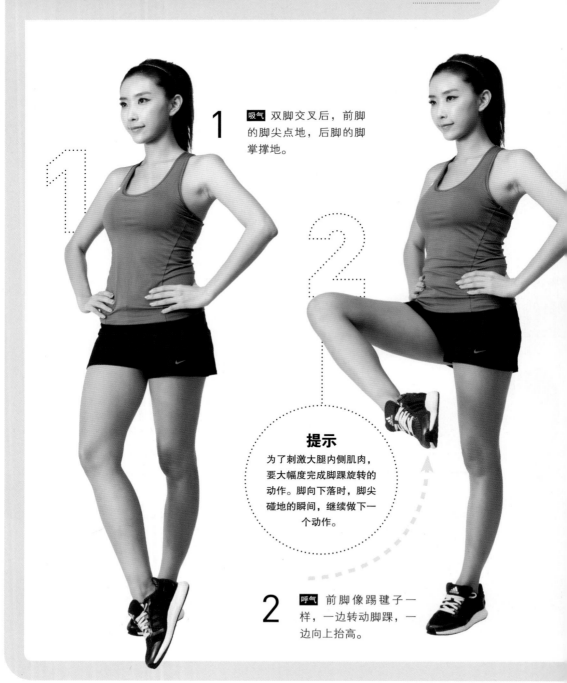

初级 大腿内侧的减肥运动

双脚交叉踢毽子

运动次数 **20**

动作套数 **3**

1 吸气 双脚交叉后，前脚的脚尖点地，后脚的脚掌撑地。

提示

为了刺激大腿内侧肌肉，要大幅度完成脚踝旋转的动作。脚向下落时，脚尖碰地的瞬间，继续做下一个动作。

2 呼气 前脚像踢毽子一样，一边转动脚踝，一边向上抬高。

070

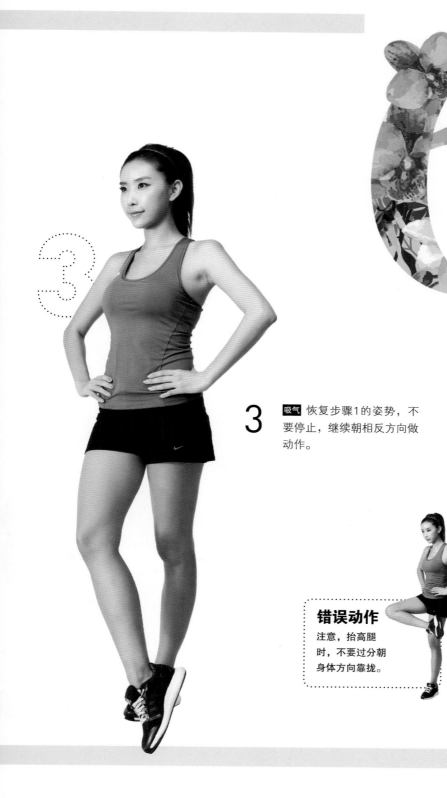

3

3 吸气 恢复步骤1的姿势，不要停止，继续朝相反方向做动作。

错误动作
注意，抬高腿时，不要过分朝身体方向靠拢。

力量三角姿势

1

吸气 双腿打开，比肩宽。弯曲一侧膝盖，另一侧则完全伸展开。膝盖弯曲一侧的手放在大腿内侧，腿伸展一侧的手高举过头顶。

2

呼气 置于大腿内侧的手慢慢向下，直到能碰到脚后跟附近的地面上。此时高抬的手臂要保持一字线。

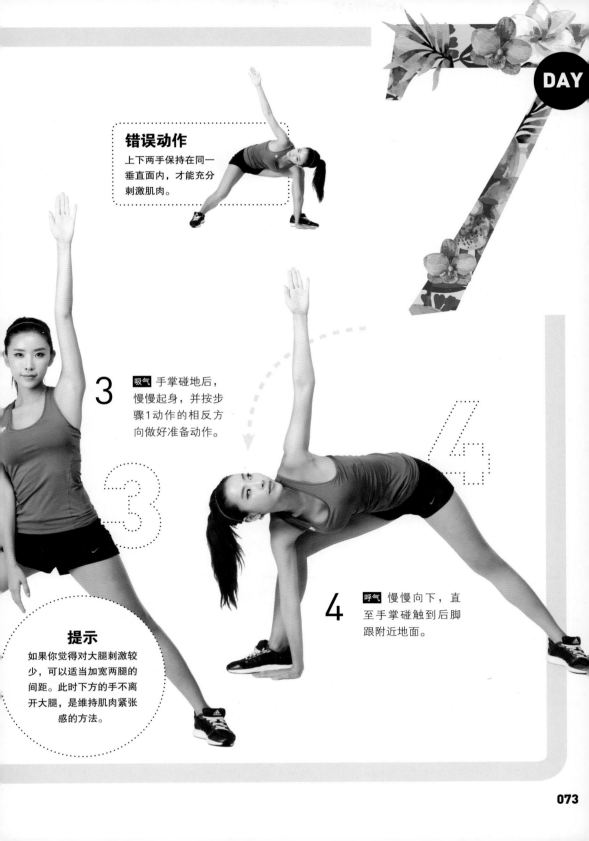

错误动作

上下两手保持在同一
垂直面内，才能充分
刺激肌肉。

3 吸气 手掌碰地后，
慢慢起身，并按步
骤1动作的相反方
向做好准备动作。

4 呼气 慢慢向下，直
至手掌碰触到后脚
跟附近地面。

提示

如果你觉得对大腿刺激较
少，可以适当加宽两腿的
间距。此时下方的手不离
开大腿，是维持肌肉紧张
感的方法。

展腿蜷缩下蹲，后伸腿

运动次数 **15**

动作套数 **3**

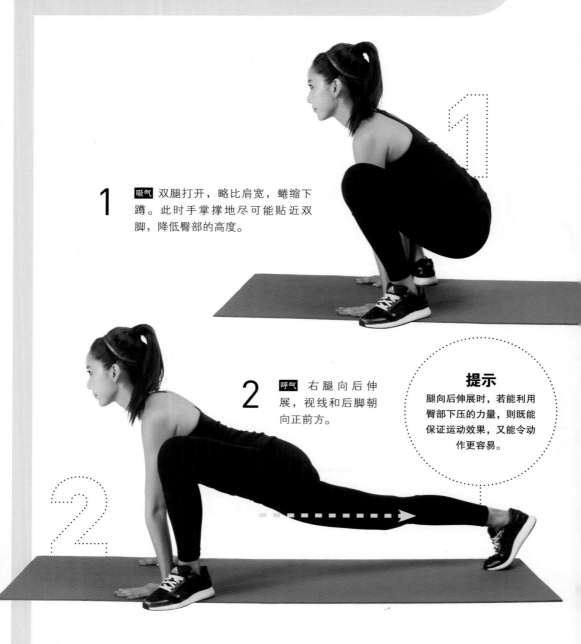

1 **吸气** 双腿打开，略比肩宽，蜷缩下蹲。此时手掌撑地尽可能贴近双脚，降低臀部的高度。

2 **呼气** 右腿向后伸展，视线和后脚朝向正前方。

提示

腿向后伸展时，若能利用臀部下压的力量，则既能保证运动效果，又能令动作更容易。

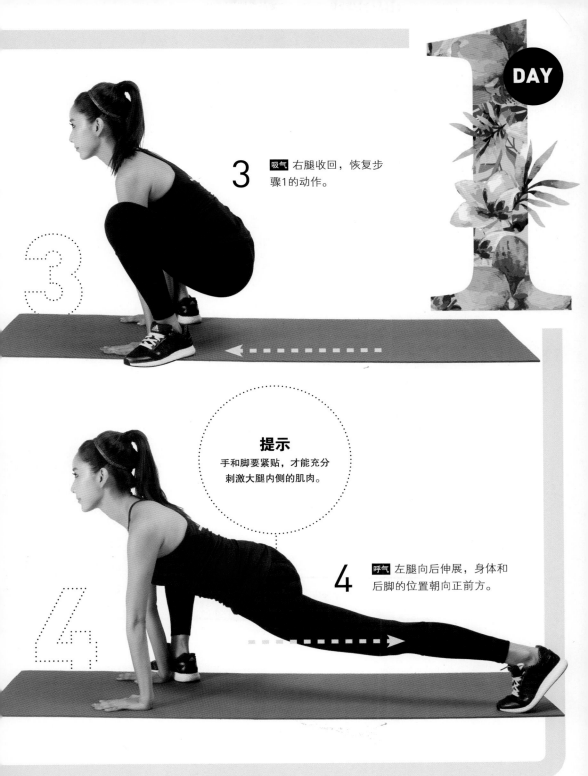

3 吸气 右腿收回，恢复步骤1的动作。

提示

手和脚要紧贴，才能充分刺激大腿内侧的肌肉。

4 呼气 左腿向后伸展，身体和后脚的位置朝向正前方。

侧弓步

运动次数　**15**

动作套数　**3**

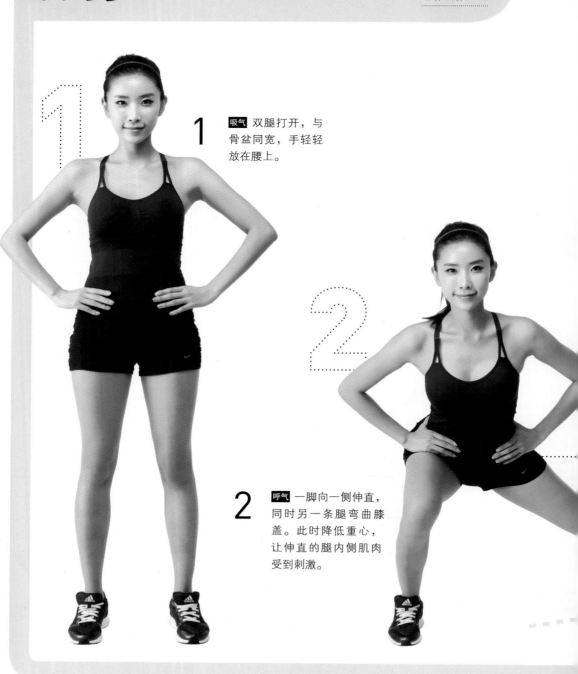

1 吸气 双腿打开，与骨盆同宽，手轻轻放在腰上。

2 呼气 一脚向一侧伸直，同时另一条腿弯曲膝盖。此时降低重心，让伸直的腿内侧肌肉受到刺激。

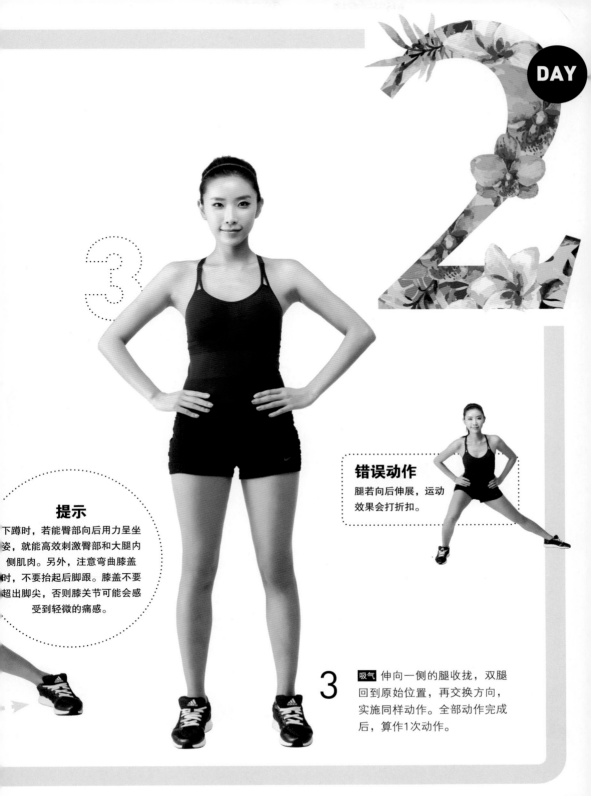

3

提示

下蹲时，若能臀部向后用力呈坐姿，就能高效刺激臀部和大腿内侧肌肉。另外，注意弯曲膝盖时，不要抬起后脚跟。膝盖不要超出脚尖，否则膝关节可能会感受到轻微的痛感。

错误动作

腿若向后伸展，运动效果会打折扣。

3 吸气 伸向一侧的腿收拢，双腿回到原始位置，再交换方向，实施同样动作。全部动作完成后，算作1次动作。

展腿下蹲，合腿跳跃

运动次数　**15**

动作套数　**3**

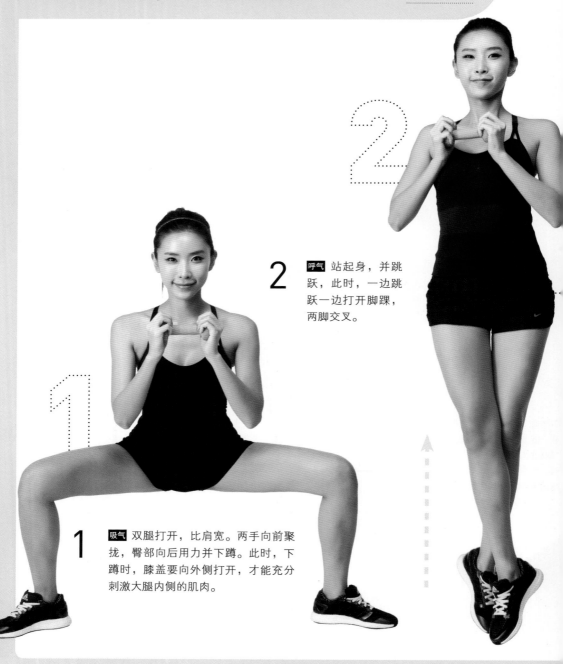

2 呼气 站起身，并跳跃，此时，一边跳跃一边打开脚踝，两脚交叉。

1 吸气 双腿打开，比肩宽。两手向前聚拢，臀部向后用力并下蹲。此时，下蹲时，膝盖要向外侧打开，才能充分刺激大腿内侧的肌肉。

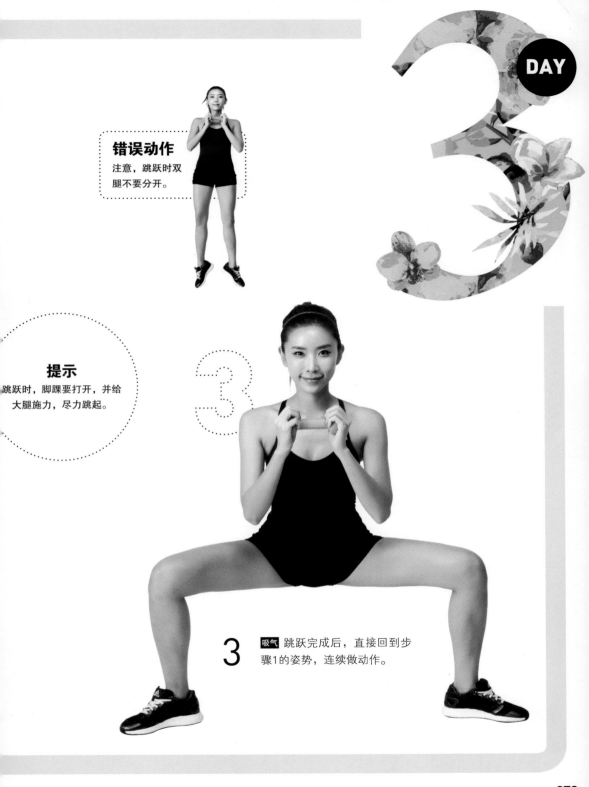

错误动作

注意，跳跃时双腿不要分开。

提示

跳跃时，脚踝要打开，并给大腿施力，尽力跳起。

3 | **吸气** 跳跃完成后，直接回到步骤1的姿势，连续做动作。

利用毛巾做大腿内侧运动

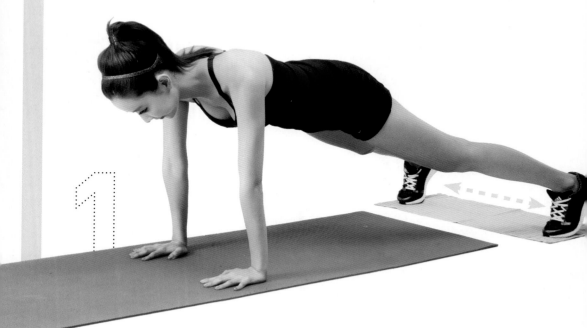

1 **吸气** 面朝下双手双脚撑起身体，腹部和大腿要维持紧张感，慢慢分开双腿。

提示

比起分腿的动作，在合腿的动作上施加更多力量，能更充分刺激大腿内侧。

错误动作

注意，撑起身体时，腰部不能向下塌陷。

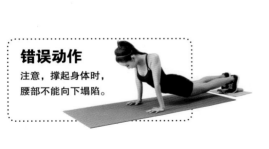

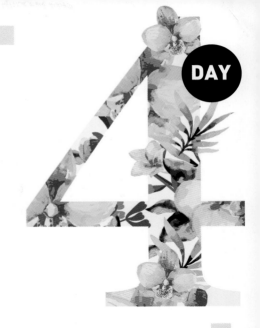

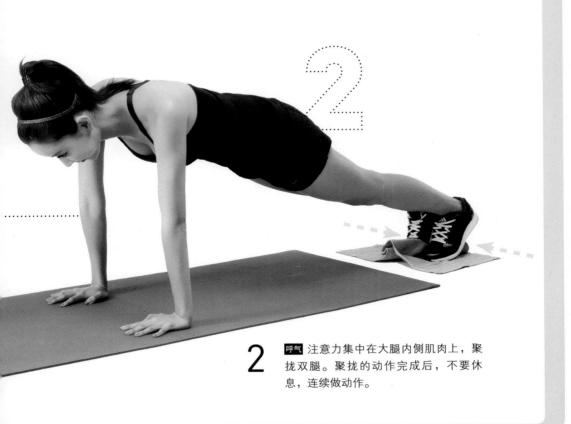

2

2 **呼气** 注意力集中在大腿内侧肌肉上，聚拢双腿。聚拢的动作完成后，不要休息，连续做动作。

抬脚跟深蹲

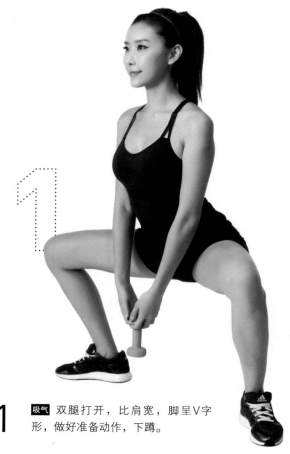

1 吸气 双腿打开，比肩宽，脚呈V字形，做好准备动作，下蹲。

错误动作

抬起脚后跟时，若腿也伸直，运动效果就会变差，尽力将动作做得更标准。

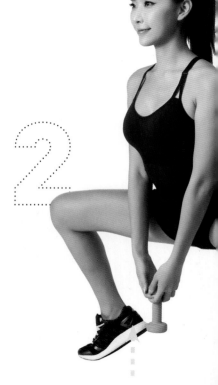

2 呼气 为给大腿带来刺激，深深向下蹲，并在此状态下抬起脚后跟。此时要下意识地停留在此状态下抬起脚后跟。此时要下意识地停留1秒以上。

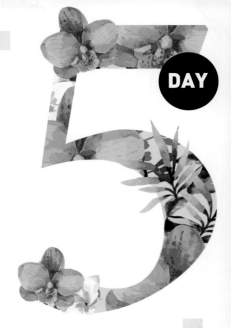

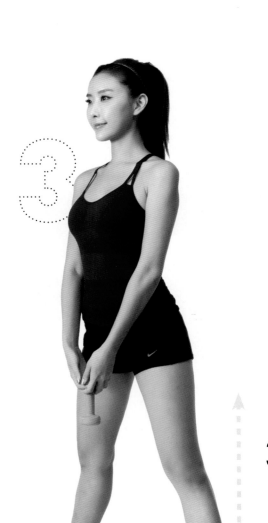

3

3 吸气 脚后跟触地的同时，慢慢抬起上半身，站起。

利用椅子做抬腿

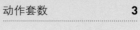

运动次数（左右分别）	15
动作套数	3

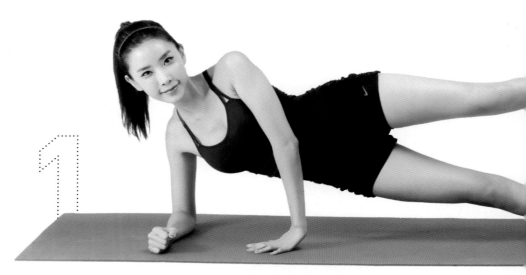

1 吸气 侧卧，并将一条腿抬到椅子上。

错误动作

注意，膝盖不要弯曲，胯部不要着地并选择稳定性好的椅子。

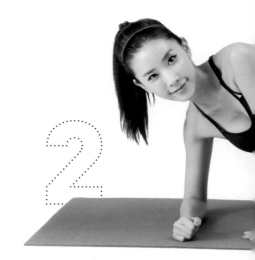

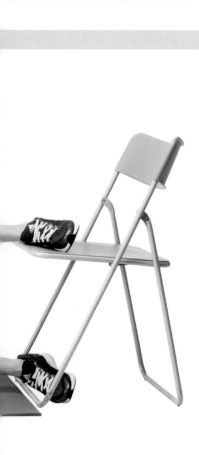

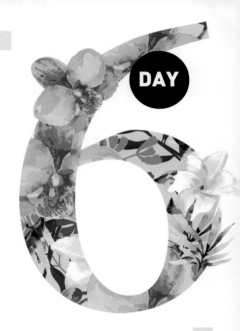
2 呼气 给抬高的腿的内侧肌肉施力，坚持住，将地面上的腿抬起，最大限度地去贴紧椅子。

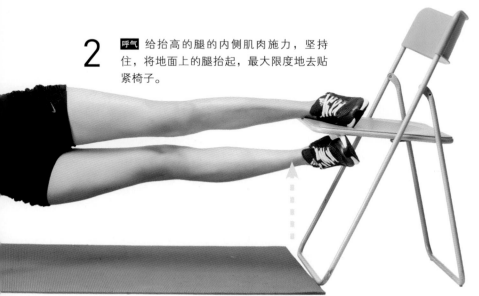

平躺V字压腿

运动次数 **15**

动作套数 **3**

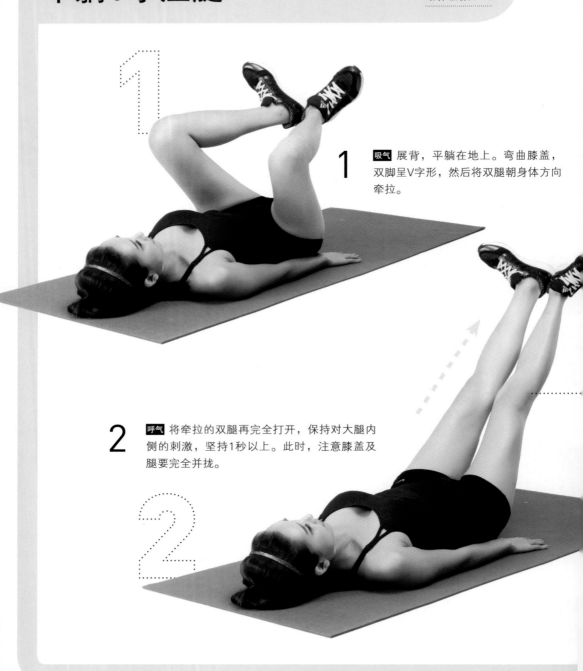

1 吸气 展背，平躺在地上。弯曲膝盖，双脚呈V字形，然后将双腿朝身体方向牵拉。

2 呼气 将牵拉的双腿再完全打开，保持对大腿内侧的刺激，坚持1秒以上。此时，注意膝盖及腿要完全并拢。

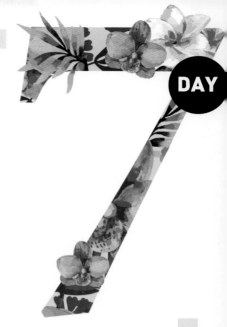

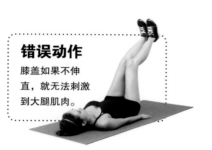

错误动作

膝盖如果不伸直，就无法刺激到大腿肌肉。

提示

双腿伸直并施力的过程中，记住要吐气。在施力的同时吐气比较好。

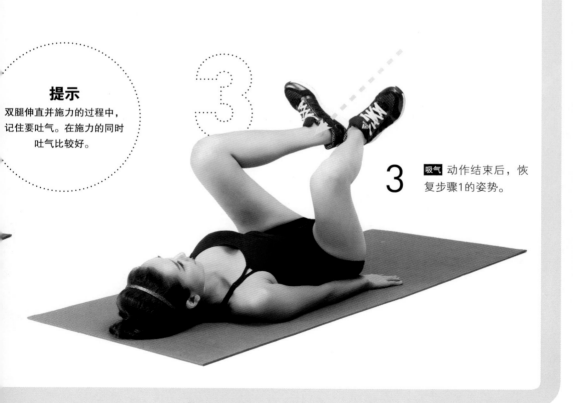

3

3 吸气 动作结束后，恢复步骤1的姿势。

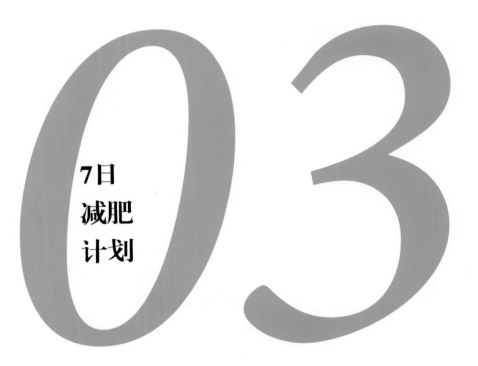

7日
减肥
计划

大腿·臀部线条运动

初级动作

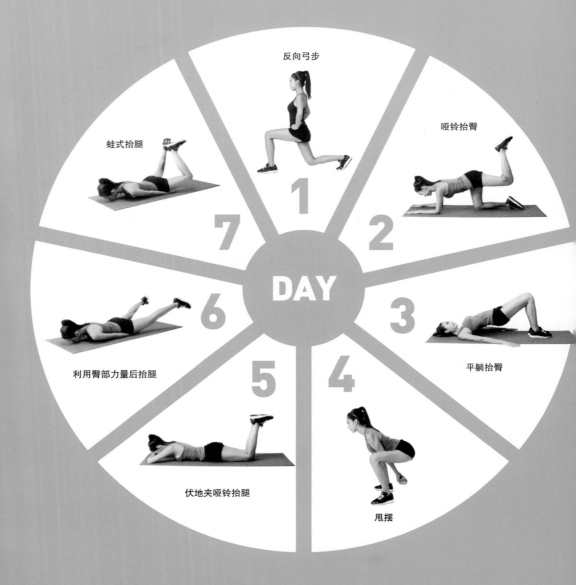

反向弓步

哑铃抬臀

蛙式抬腿

DAY

1

7

2

6

3

利用臀部力量后抬腿

平躺抬臀

5

4

伏地夹哑铃抬腿

甩摆

高级动作

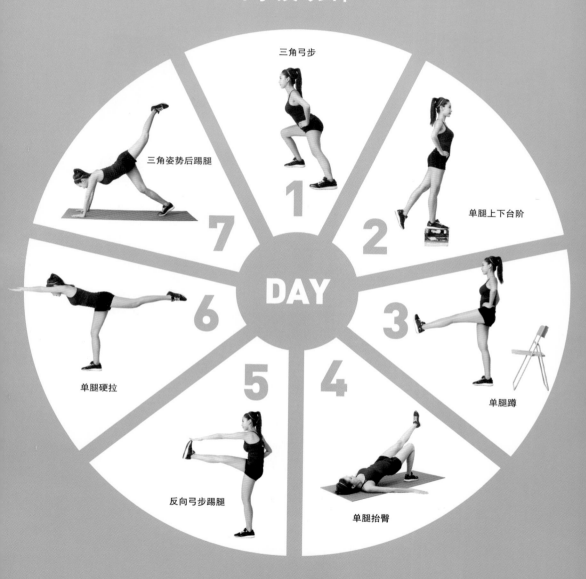

三角弓步

三角姿势后踢腿

单腿上下台阶

DAY

1
2
3
4
5
6
7

单腿蹲

单腿硬拉

单腿抬臀

反向弓步踢腿

反向弓步

运动次数（左右分别）　**15**

动作套数　**3**

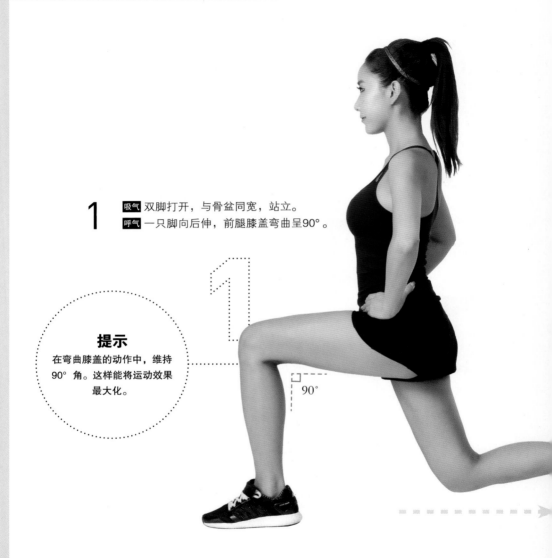

1

吸气 双脚打开，与骨盆同宽，站立。

呼气 一只脚向后伸，前腿膝盖弯曲呈90°。

提示

在弯曲膝盖的动作中，维持90°角。这样能将运动效果最大化。

90°

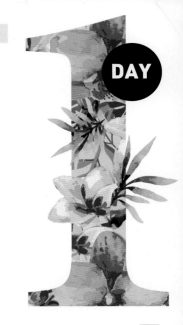

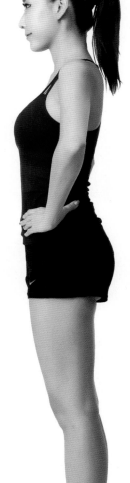

2

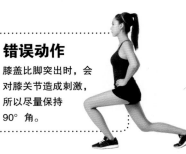

错误动作
膝盖比脚突出时，会
对膝关节造成刺激，
所以尽量保持
90°角。

2 吸气 恢复准备姿势后，另
一腿向前进行拉伸。

哑铃抬臀

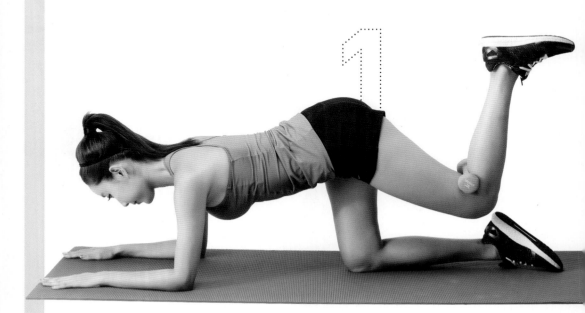

1　**吸气** 面朝下双手和一侧膝盖着地支撑身体。此时，将另一条腿弯曲并抬起。在抬起的腿的膝盖后，放上适当重量的哑铃或者矿泉水瓶，微微收拢腿，夹住该物体。

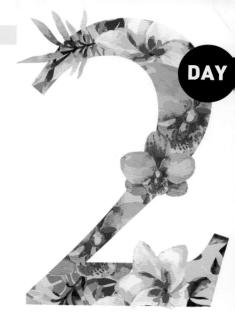

错误动作
抬起时双腿完全折叠，或者放下腿时双腿不完全展开，这样的动作才能将臀部肌肉的紧张感最大化。

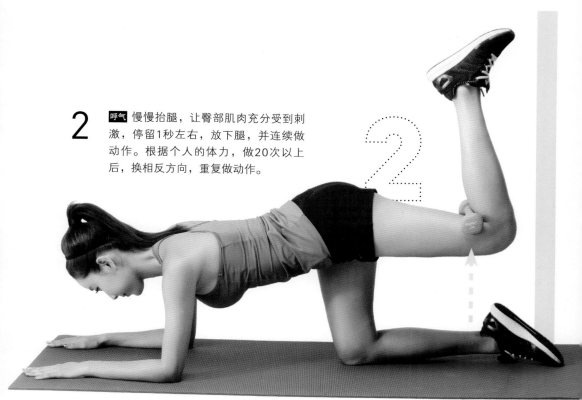

2 　**呼气** 慢慢抬腿，让臀部肌肉充分受到刺激，停留1秒左右，放下腿，并连续做动作。根据个人的体力，做20次以上后，换相反方向，重复做动作。

平躺抬臀

运动次数　**20**

动作套数　**3**

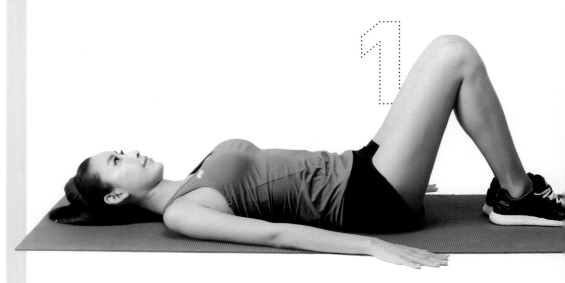

1　**吸气** 膝盖弯曲，脚和背着地，平躺。此时，双膝要完全并拢。

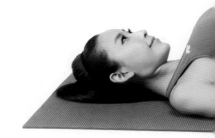

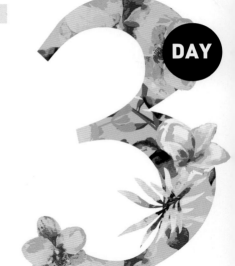

错误动作
抬臀时，注意不要抬起脚后跟。

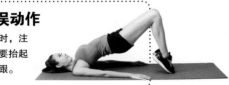

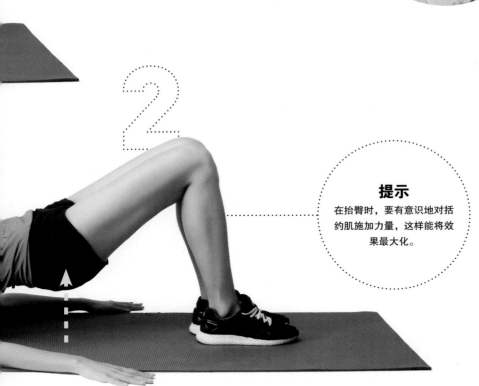

提示
在抬臀时，要有意识地对括约肌施加力量，这样能将效果最大化。

2 呼气 在臀部和大腿内侧施力，抬高。此时，注意膝盖不要分开，停留1秒左右，放下。

甩摆

运动次数 **20**

动作套数 **3**

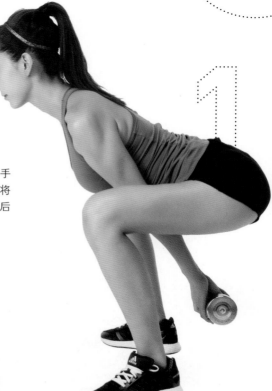

提示

如果没有哑铃或者壶铃，
也可以在书包中装几本书
来代替。

1

吸气 双脚打开，与肩同宽，手
持哑铃或者壶铃，站立。将
哑铃送到两腿间，臀部向后
用力并下蹲。

错误动作

如果不将臀部向
后伸展、充分下
蹲，运动效果则
会减半。

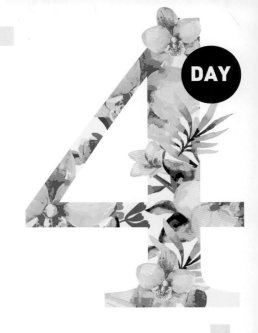

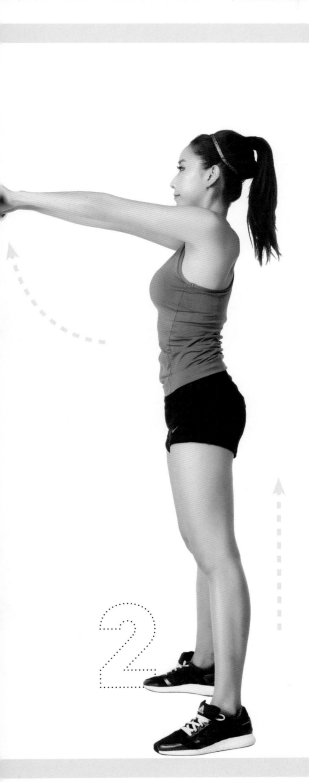

2　**呼气** 对大腿和臀部肌肉施力，使其最大幅度地收缩，然后站起身，将哑铃抬起至肩膀高度。动作不要停止，连续做动作。

伏地夹哑铃抬腿

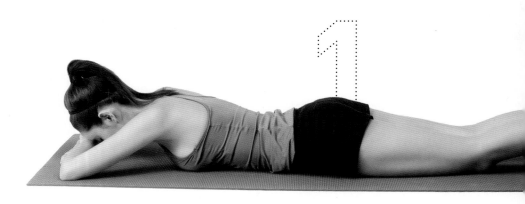

1 吸气 两脚间夹上哑铃或者矿泉水瓶，腹部贴地面，伏于地上。

错误动作

抬腿时，如果超过了90°，对大腿后侧肌肉的刺激就会减少，请注意。

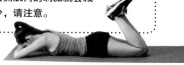

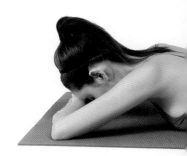

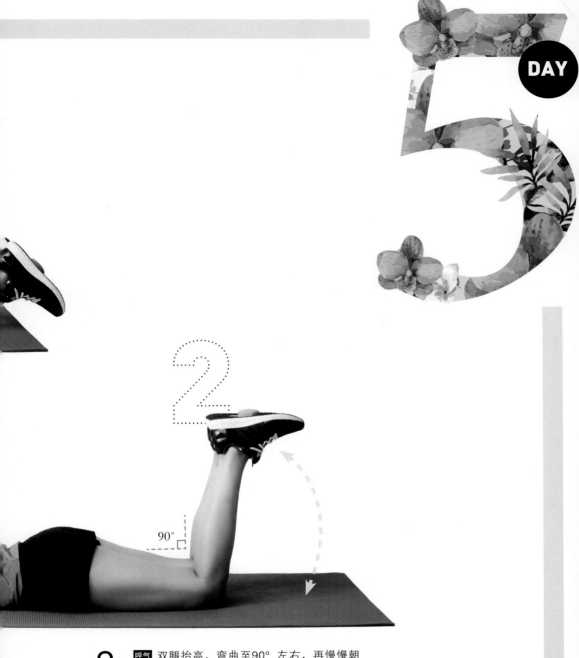

2 **呼气** 双腿抬高，弯曲至90° 左右，再慢慢朝地面方向降低。此时，注意脚尖不要碰到地面。动作要慢，使大腿后侧肌肉受到充分的刺激。

90°

利用臀部力量后抬腿

运动次数　**15**
动作套数　**3**

1 **吸气** 将腹部贴在地面，伏于地上。两脚自然并拢，两手的手背贴在地面上。

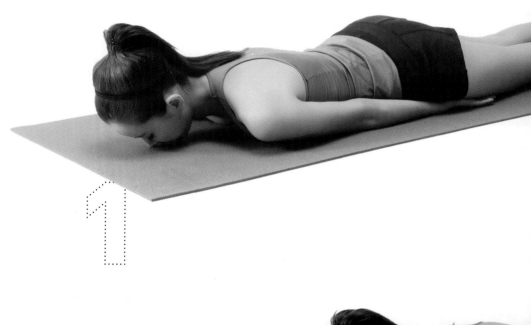

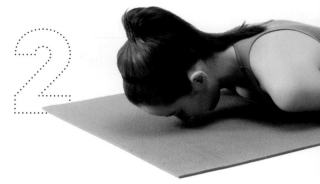

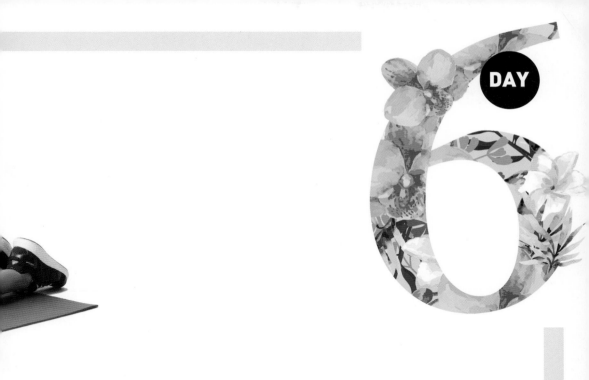

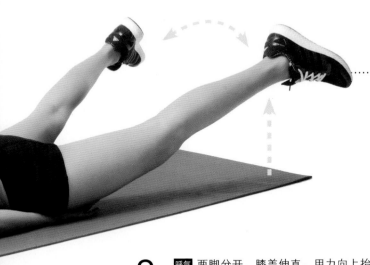

提示

两腿分开时，集中注意力感受对臀部的刺激。但抬腿过高的话，会给腰部造成负担，请注意。

2 呼气 两脚分开，膝盖伸直，用力向上抬腿。最大限度地向上抬高，再慢慢放下，连续做动作。

蛙式抬腿

运动次数　**20**

动作套数　**3**

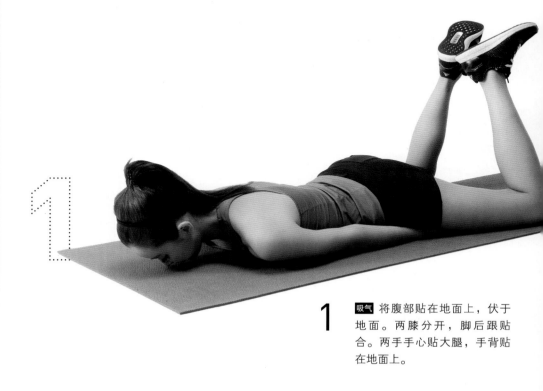

1 **吸气** 将腹部贴在地面上，伏于地面。两膝分开，脚后跟贴合。两手手心贴大腿，手背贴在地面上。

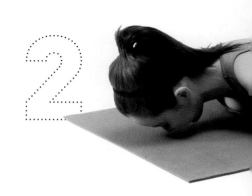

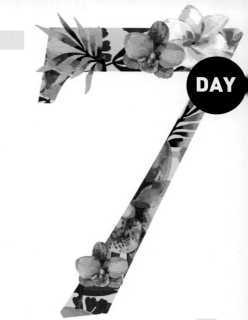

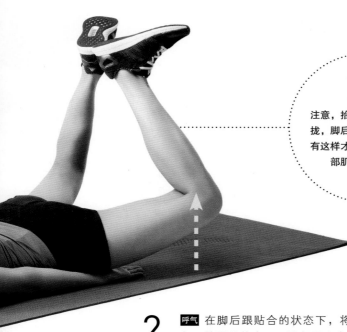

提示

注意，抬腿时膝盖不要并拢，脚后跟不要分开，只有这样才能最大化实现臀部肌肉的收缩。

2 **呼气** 在脚后跟贴合的状态下，将腿慢慢向上抬起。抬腿的状态下，臀部肌肉会收缩，停留1秒左右，再次慢慢将腿放到地上。

三角弓步

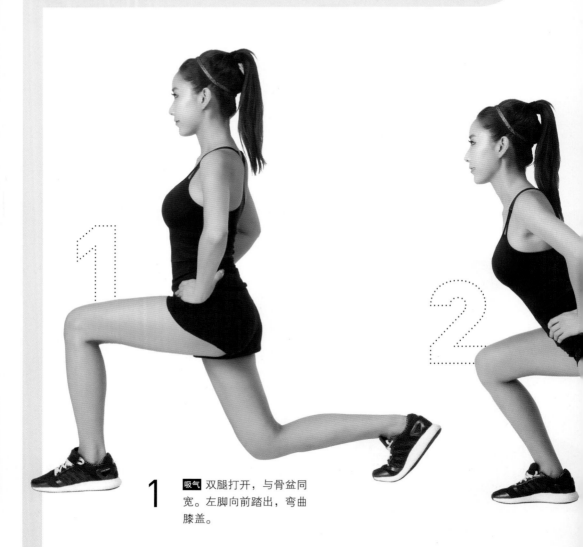

1 吸气 双腿打开，与骨盆同宽。左脚向前踏出，弯曲膝盖。

2 呼气 向后收回左脚，再将其向一侧伸展开。此时，用右腿支撑身体。

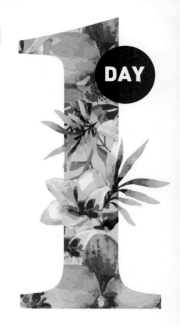

错误动作

注意，如果膝盖弯曲过度，运动效果会减半。下蹲时吸气，站起身时吐气。

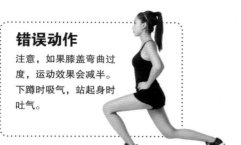

3 吸气 将侧伸的左腿抬起，再向身后伸出，弯曲膝盖，下蹲。

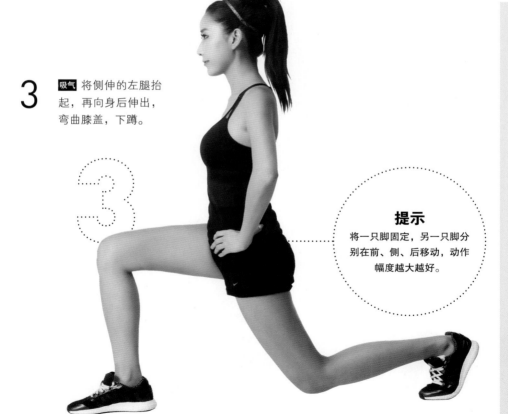

提示

将一只脚固定，另一只脚分别在前、侧、后移动，动作幅度越大越好。

单腿上下台阶

运动次数（左右分别）	20
动作套数	3

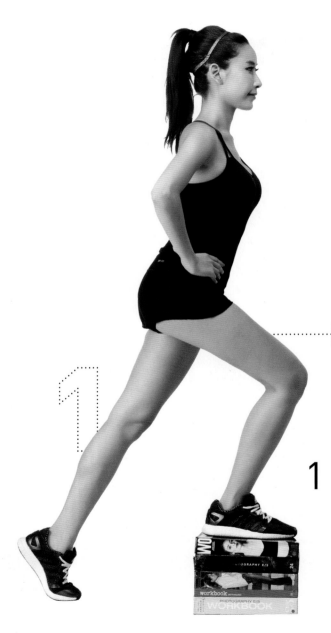

提示

弯曲抬高的腿的大腿和臀部肌肉收缩的同时，连另一侧的臀部也能运动到。但注意力要放在抬高的这条腿上。

1 **吸气** 利用椅子或者台阶，抬高一只脚。

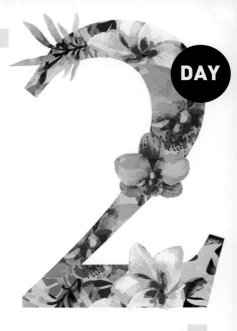
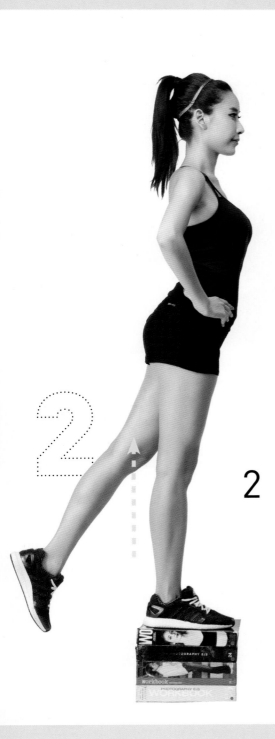

2 　**呼气** 对抬高的腿和臀部施力，将弯曲
的腿伸直，并站立。此时，另一条腿
不要碰触到椅子或者台阶，向后方稍
微伸展，臀部施力。

单腿蹲

1 **吸气** 坐在椅子上，抬起一条腿，手抬高放在腰上。

2 **呼气** 臀部施力，从椅子上站起来。此时，两手放在腰部，一只脚向前伸展，稳住重心，身体不要后移。

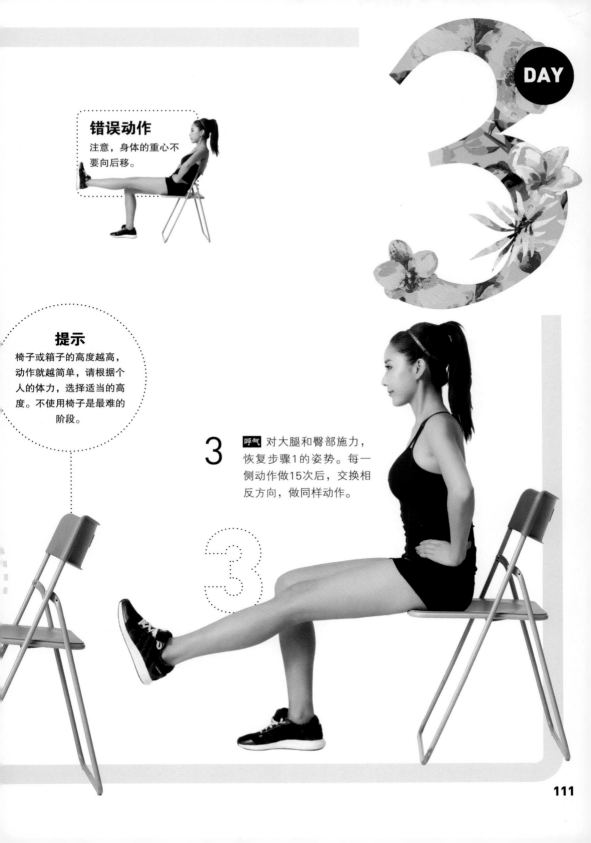

DAY 3

错误动作

注意，身体的重心不要向后移。

提示

椅子或箱子的高度越高，动作就越简单，请根据个人的体力，选择适当的高度。不使用椅子是最难的阶段。

3 呼气 对大腿和臀部施力，恢复步骤1的姿势。每一侧动作做15次后，交换相反方向，做同样动作。

单腿抬臀

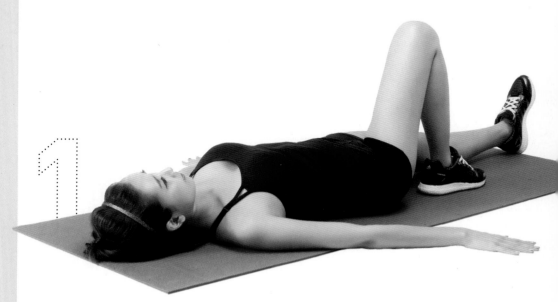

1　**吸气** 两条手臂向旁边伸展，弯曲一侧膝盖，同侧脚掌撑地，另一侧腿自然伸展。

错误动作

在抬臀时，如果伸直的一侧腿弯曲，运动效果就会打折扣。

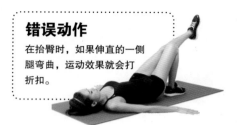

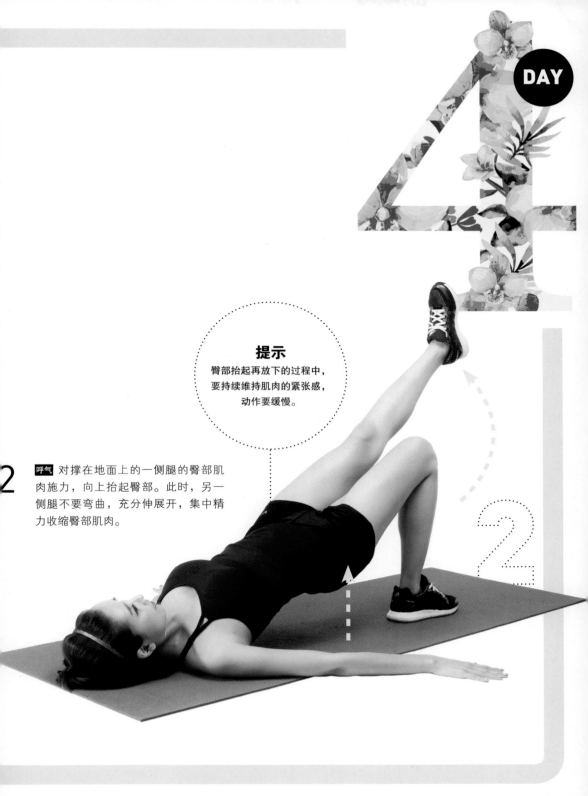

提示

臀部抬起再放下的过程中，
要持续维持肌肉的紧张感，
动作要缓慢。

2 呼气 对撑在地面上的一侧腿的臀部肌
肉施力，向上抬起臀部。此时，另一
侧腿不要弯曲，充分伸展开，集中精
力收缩臀部肌肉。

反向弓步踢腿

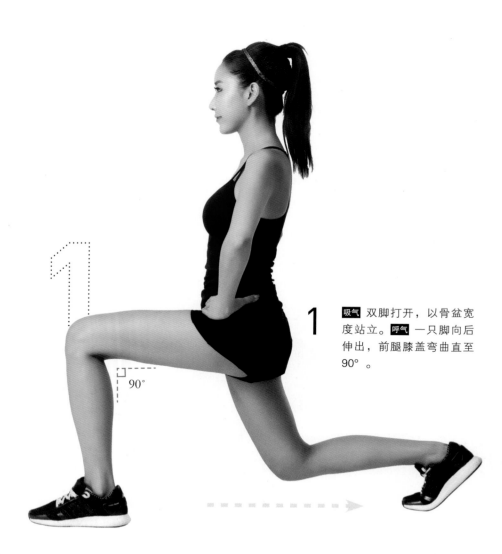

90°

1 吸气 双脚打开，以骨盆宽度站立。呼气 一只脚向后伸出，前腿膝盖弯曲直至90°。

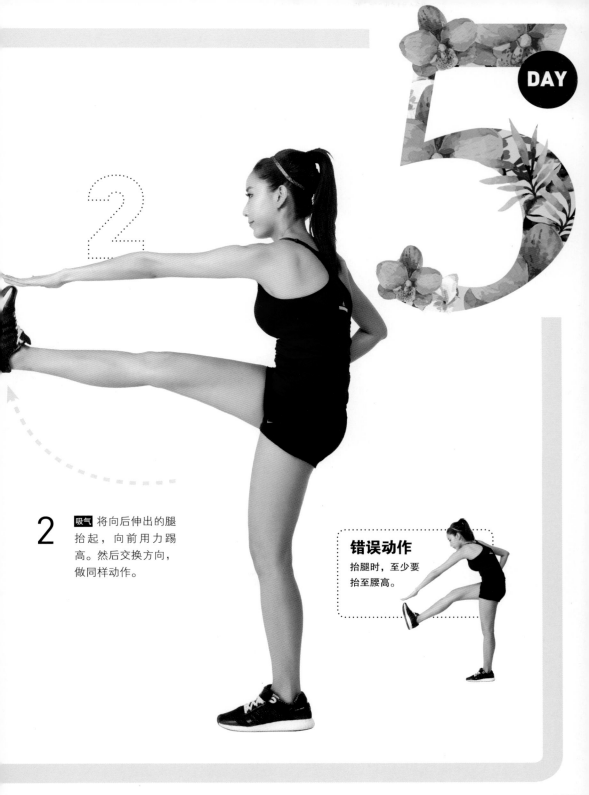

2 吸气 将向后伸出的腿
抬起，向前用力踢
高。然后交换方向，
做同样动作。

错误动作
抬腿时，至少要
抬至腰高。

单腿硬拉

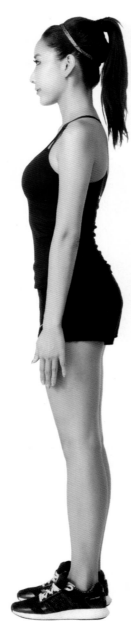

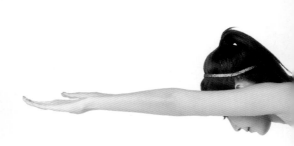

1　**吸气** 释放身体的紧张，尽量舒服自然地站立。

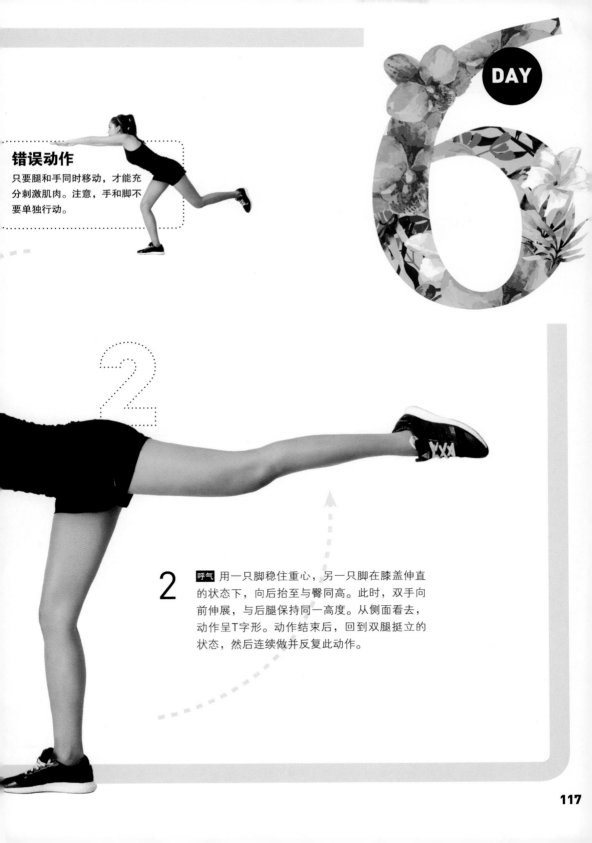

错误动作

只要腿和手同时移动，才能充分刺激肌肉。注意，手和脚不要单独行动。

2

2　**呼气** 用一只脚稳住重心，另一只脚在膝盖伸直的状态下，向后抬至与臀同高。此时，双手向前伸展，与后腿保持同一高度。从侧面看去，动作呈T字形。动作结束后，回到双腿挺立的状态，然后连续做并反复此动作。

三角姿势后踢腿

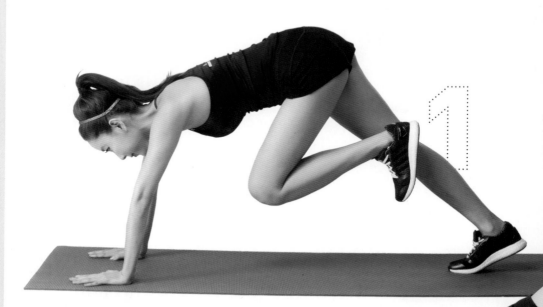

1 **吸气** 两手和一只脚撑在地面上，另一只脚稍微抬起，做好动作准备。

2 **呼气** 将抬起的腿向后高高举起，对臀部施力，停止。

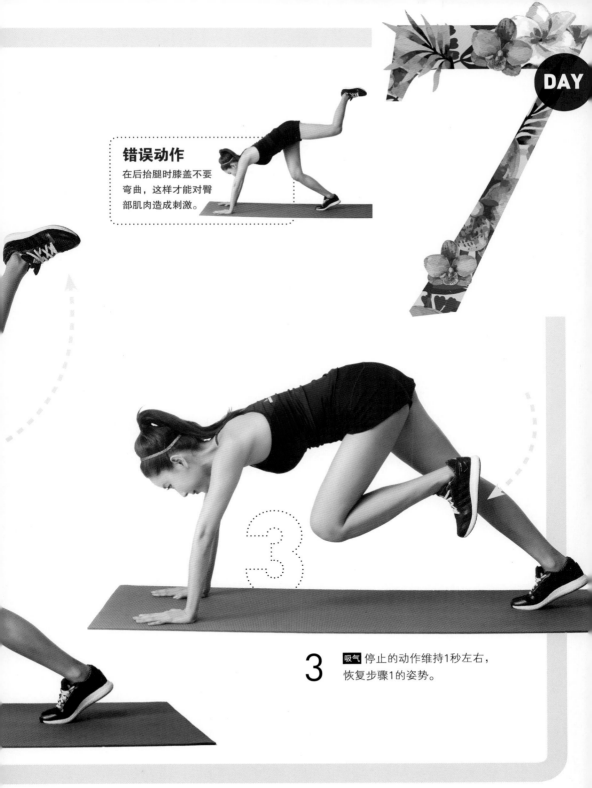

错误动作

在后抬腿时膝盖不要弯曲，这样才能对臀部肌肉造成刺激。

3 吸气 停止的动作维持1秒左右，恢复步骤1的姿势。